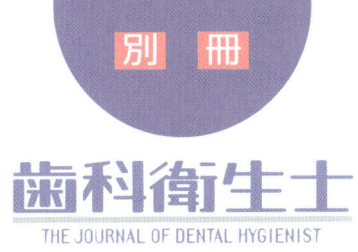

別冊

プラークコントロールのための ホームケア指導

口腔リスクとライフステージに応じた最新処方

監修

荒川 浩久

クインテッセンス出版株式会社

QUINTESSENCE PUBLISHING
日本

別冊　歯科衛生士
プラークコントロールのためのホームケア指導
口腔リスクとライフステージに応じた最新処方

2000年 8月10日　第1版第1刷発行
2017年 1月31日　第1版第9刷発行

監 修 者 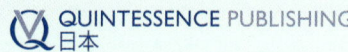荒川浩久

発 行 人　北峯康充

発 行 所　クインテッセンス出版株式会社
　　　　　東京都文京区本郷3丁目2番6号　〒113-0033
　　　　　クイントハウスビル　電話(03)5842-2270(代表)
　　　　　　　　　　　　　　　(03)5842-2272(営業部)
　　　　　　　　　　　　　　　(03)5842-2278(編集部)
　　　　　web page address　http://www.quint-j.co.jp/

印刷・製本　サン美術印刷株式会社

©2000　クインテッセンス出版株式会社　　　　禁無断転載・複写
Printed in Japan　　　　　　　　　　　落丁本・乱丁本はお取り替えします
ISBN978-4-87417-655-9　C3047　　　　定価は表紙に表示してあります

監修のことば

神奈川歯科大学　口腔衛生学教室　教授
荒川　浩久

　歯の喪失に直結する"う蝕"と"歯周病"の主要な原因がプラークです。このプラークは、嫌気性菌にとって最適な住みかであり、口臭発生の温床として対人関係をも阻害します。プラークを永久的に追放できれば、私たちを悩ませている口腔のトラブルのほとんどが解決するでしょう。

　ところが、ヒトの口腔内に歯や義歯のように硬いものが存在し、ヒトが飲食して口腔内に多糖類を合成する細菌が住みついている限り、プラークが形成されて種々な病原性を発揮し続けるのです。う蝕原因菌に対抗するワクチンの開発、善玉の細菌を口腔に定着させて悪玉の細菌を追放する方法、抗生物質を連用して細菌を追放する方法などが検討されていますが実用化はまだ先です。したがって、患者さん自身で（時には専門家が）プラークをどうにかしなければなりません。それがプラークコントロールです。

　そのためには口腔衛生教育が重要であり、実際面では歯ブラシが主要で優れた道具になるのですが、それで十分でしょうか？1日に2回の歯磨き習慣の人が、フッ素入り歯磨剤を用いない歯磨きをさらに1回増やすことにより、う蝕予防効果が上昇することを証明した研究データはありませんし、男性よりも歯磨き習慣の定着している女性にう蝕が多いという矛盾があるのです。また、指導したことを忠実に守って歯磨きをしているのに、歯周病がどんどん進行してしまう患者さんを日常の診療で経験していることでしょう。

　歯科医学の発展にともなって、ブラッシング中心であったプラークコントロールの概念は、"プラークの形成抑制""プラークの除去""プラークの病原性の低下"という3つのフィールドを統合したものへと拡大しました。そして、各フィールドに対しては、食生活、清掃用具、化学成分からのアプローチがあり、これらを念頭に患者指導すると、応用意義についての理解も得られやすいと思われます。

　　　　　＊　　＊　　＊　　＊

　本別冊は、歯科疾患の予防、治療とそのメインテナンスにおいて、プロフェッショナルケアとともに決定的な役割を果たしているホームケアについて、患者指導を担当する読者の方々に基礎として身につけておいてほしいことをまとめました。また、患者さんに具体的に説明し指導する際に使用することもできます。

　なお、本書では現在「歯科用」として患者さんに販売または渡されている用具や薬剤などを中心としました。オーラルヘルスケアのための商品は、歯科用以外にもスーパーやコンビニエンスストアなどで「一般向け」にさまざまなものが販売されています。患者さんたちは日頃からこれらの商品に親しんでいるわけですから、これらを否定するのではなく、本書の内容を基本とした応用問題としてとらえ、患者さんの口腔の状態にあわせより上手に選び使えるよう指導していくことが大切です。

目次

第1部　プラークコントロールの基本概念

1. 口腔内の付着物およびその病原性　　　　　　　　　　　品田　佳世子／川口　陽子　　8
2. 患者指導のための各プラークコントロールのフィールドと臨床での組み立て方
　　　　　　　　　　　　　　　　　　　　　　　　　　　　　　　　荒川　浩久　　13
3-1. 各フィールドへのアプローチ
　　　食生活から──シュガーコントロールについて　　品田　佳世子／川口　陽子　　19
3-2. 各フィールドへのアプローチ
　　　機械的清掃から　　　　　　　　　　　　　　　　　　　　　　荒川　浩久　　21
3-3. 各フィールドへのアプローチ
　　　化学的コントロールから　　　　　　　　　　　　　　　　　　荒川　浩久　　22
4. ひと目でわかるライフステージ別プラークコントロールチャート
　　　　　　　　　　　　　　　　　　　　　　　　　　武井　典子／荒川　浩久　　25

第2部　ホームケアにおけるプラークコントロールと指導のポイント

【Ⅰ　食生活から】

1. シュガーコントロール指導と代用糖の選び方　　　品田　佳世子／川口　陽子　　34

【Ⅱ　機械的コントロールから】

1-① 歯ブラシの分類と選び方　　　　　　　　　　　　　　　　　　遠藤　圭子　　38
1-② ライフステージにあわせた歯ブラシの使い方と指導のポイント　　武井　典子　　47
2-① デンタルフロスの分類と選び方　　　　　　　　　　　　　　　土屋　和子　　73
2-② デンタルフロスの使い方と指導のポイント　　　　　　　　　　土屋　和子　　77
3-① 歯間ブラシの分類と選び方　　　　　　　　　　　　　　　　　遠藤　圭子　　79
3-② 歯間ブラシの使い方と指導のポイント　　　　　　　　　　　　武井　典子　　83

CONTENTS

4-①	シングルタフトブラシの分類と選び方	土屋	和子	88
4-②	シングルタフトブラシの使い方と指導のポイント	土屋	和子	92
5-①	義歯関連清掃用具の分類と選び方	平田	幸夫	94
5-②	義歯関連清掃用具の使い方	平田	幸夫	97
6-①	舌・粘膜ケア関係の口腔ケア用具の分類と選び方	武井	典子	100
6-②	舌・粘膜ケア関係の口腔ケア用具の使い方と指導のポイント	武井	典子	103
7-①	インプラントに用いる清掃用具の分類と選び方	山口	千緒里	108
7-②	インプラントに用いる清掃用具の使い方と指導のポイント	山口	千緒里	111

【Ⅲ 化学的コントロールから】

1-①	歯磨剤の種類と選び方	荒川	浩久	115
1-②	歯磨剤の使い方と指導のポイント	荒川	浩久	118
2-①	洗口剤の種類と選び方	荒川	浩久	120
2-②	洗口剤の使い方と指導のポイント	荒川	浩久	123

付録：臨床アドバイス　　　　　　　　　　　125

1：歯磨き圧の違いによる歯ブラシの毛先の違い（武井　典子）
2：こんなときどうする？　よくある質問「うちの子、歯磨きを嫌がって、磨かせてくれないんです」（武井　典子）
3：こんなときどうする？　よくある質問「うちの子、歯ブラシを噛んでしまい、すぐに開いてしまうんです」（武井　典子）
4：家庭での歯ブラシ（遠藤　圭子）
5：家庭での染め出しＱ＆Ａ（遠藤　圭子）
6：歯間ブラシ　事前に患者さんに伝えておきたい2項目（武井　典子）
7：歯間ブラシ　質問に答えられる知識を持とう（武井　典子）
8：デンタルフロスの使用を定着させるには（土屋　和子）

表紙写真　©オリオンプレス

執筆者一覧

◆監修・執筆◆

荒川　浩久　　　　　神奈川歯科大学　口腔衛生学教室　教授

◆執筆◆（敬称略・五十音順）

遠藤　圭子　　　　　東京医科歯科大学歯学部附属歯科衛生士学校　講師　歯科衛生士

川口　陽子　　　　　東京医科歯科大学大学院　健康推進歯学分野　教授

品田　佳世子　　　　東京医科歯科大学大学院　健康推進歯学分野　助手

武井　典子　　　　　財団法人ライオン歯科衛生研究所　教育研究部　主任　歯科衛生士

土屋　和子　　　　　東京都港区在住　歯科衛生士

平田　幸夫　　　　　神奈川歯科大学　口腔衛生学教室　講師

山口　千緒里　　　　ブローネマルク・オッセオインテグレイション・センター　歯科衛生士

◆写真協力◆（敬称略・五十音順）

石黒　幸司
岐阜県　上矢作町歯科診療所長　歯科医師

井上　治子
明石市　神戸医療生活協同組合　協同歯科　歯科衛生士

大野　粛英
横浜市　大野矯正クリニック　歯科医師

鴨井　久一
日本歯科大学歯学部　歯周病学教室　教授

品田　和美
千代田区　黒田歯科医院　歯科衛生士

住友　進
名古屋市　すみとも歯科　歯科医師

中垣　晴男
愛知学院大学歯学部　口腔衛生学講座　教授

永田　一夫
豊田市　永田歯科医院　歯科医師

長谷　ますみ
大阪市在住　歯科衛生士

柳原　保
愛知学院大学歯学部　歯科保存学第一講座　助教授

和田　真澄
横浜市　和田歯科医院　歯科医師

第1部

プラークコントロールの基本概念

1　口腔内の付着物およびその病原性

1　口腔内の付着物の種類を理解しよう！

ペリクル（獲得被膜）

ペリクルは、唾液由来の糖タンパクなどがエナメル質表面に吸着して形成される厚さ数μmの有機性の被膜です。歯に強固に付着しており、通常、ブラッシングによる除去は困難です。

ペリクルの生理機能には、①歯質の物理的保護と修復、②歯質の酸脱灰の抑制と再石灰化の促進、③口腔微生物の歯面への選択的付着、④歯垢微生物への栄養素の供給源などが考えられています[1]。

プラーク

プラーク（図1）は、微生物（70〜80％）と細胞間基質（20〜30％）から構成されています。プラーク1g（湿重量）あたり、1,000億（10^{11}）個以上の微生物が生息しています。その微生物叢は唾液の性質（分泌量・免疫能・緩衝能等）やプラークの成熟度（形成日数）、付着部位、飲食物の嗜好などに強く影響されるので、個人差が顕著です。例えば、砂糖を含む飲食物の摂取が頻繁な場合、プラーク中のミュータンス連鎖球菌が優勢となり、う蝕発生のリスクが高くなると考えられています[2]。後述のマテリアアルバと違って強く洗口しても除去できません。

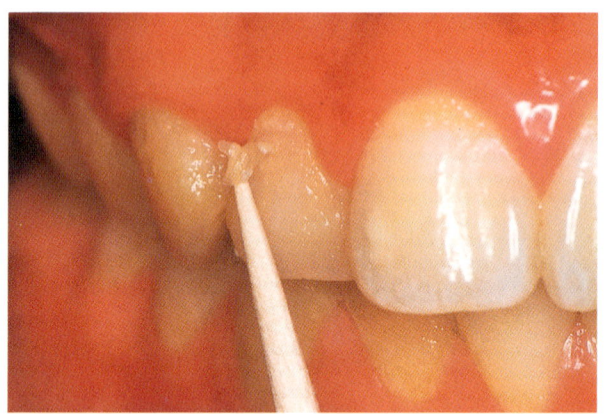

図1　歯面に付着したプラーク。

歯石

歯石（図2）は、プラーク中の微生物と細胞間基質が石灰化した無機質性の沈着物であり、歯肉縁上歯石と歯肉縁下歯石に分けられます（表1）。無機質が約80％であり、リン酸カルシウムを主成分として構成されています。

歯石の形成には、唾液成分と細菌が関与しています。歯面にプラークが付着して2〜14日頃から、その表層や内部で細胞間基質や菌体自身に石灰化が生じ、その後互いに融合して石灰物の塊となり、歯石を形成します。

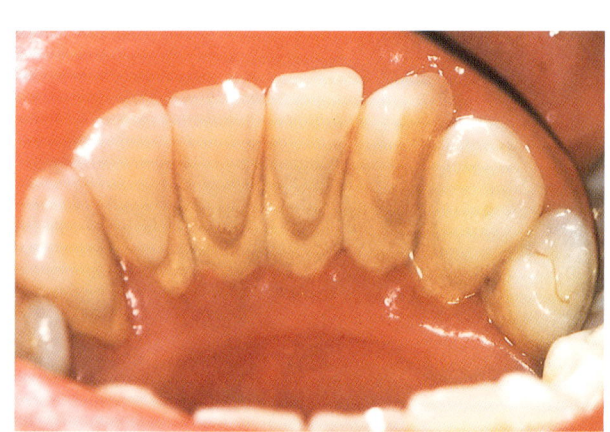

図2　歯肉縁上歯石。

歯石の最大の病原性は、表面が粗糙で表面積が大きく、微生物の付着を促し、微生物の温床となることです。また、歯石が歯肉に接触する場合には機械的刺激も生じます。歯石が沈着することにより歯肉溝滲出液の正常な流出や唾液の流入を妨げ、生体の防御機構を低下させる可能性もあります。さらに、歯石はプラーク中の微生物および産生された細胞・組織為害性物質や抗原物質を保有しており、硬組織の変性や代謝障害を生じる場合もあります。したがって、歯石は定期的に除去することが大切です。

表1　歯肉縁上歯石と歯肉縁下歯石の性状

項目	歯肉縁上歯石	歯肉縁下歯石
存在部位	歯肉縁上（主に歯冠部）	歯肉縁下（主に歯根部）
好発部位	唾液腺開口部付近 （下顎前歯部舌側　上顎臼歯部頬側）	分布差は少ない
色調	白色、灰白色、淡黄色	暗褐色、緑黒色
硬さ（knoop硬度）	比較的もろい（77）	かなり硬い（90）
無機質の由来	唾液	歯肉溝滲出液
構造	層状	無層
Ca/P比	1.75	2.04

着色沈着物

　飲食物や喫煙、色素産生菌の影響などによって、エナメル質表面のペリクルに外来性の色素が沈着したものです（図3、4）。ブラッシングだけでは除去困難で、研磨剤を使用した歯面研磨により除去が可能となります。歯の着色には、このような外来性の着色沈着物の他に、歯の形成不全などによる歯の内部の着色もありますが、この場合は研磨では除去できません（図5）。

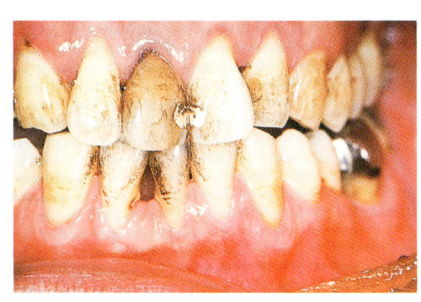

図3　飲食物や喫煙による着色。

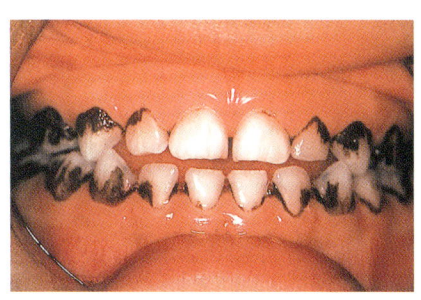

図4　色素産生菌による着色。

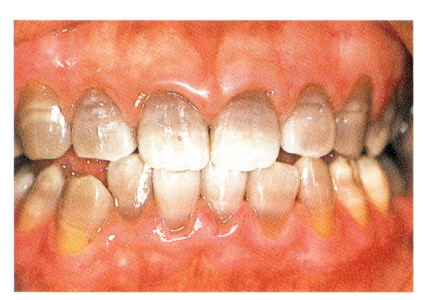

図5　歯の形成不全による着色。

マテリア・アルバ（白質）

プラークの外層をおおう比較的脆弱な沈着物です（図6）。口腔衛生状態が極めて不良な場合、歯頸部の歯肉縁付近に認められる灰白色から帯黄灰色の沈着物です。強く洗口すると除去できる点がプラークとの違いです。

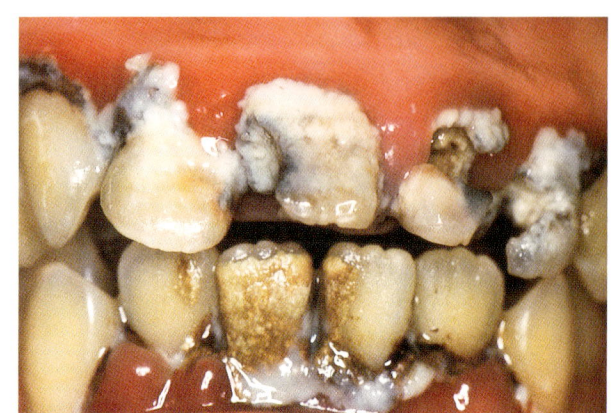

図6 マテリア・アルバ（白質）。

舌苔

舌には味蕾や舌乳頭があり、複雑な形態をしているため微生物の生息に適しています。舌苔（図7）は、舌背の中央部から舌根部にかけてみられる帯黄白色の堆積物で、微生物、唾液ムチン、食渣、脂肪球、色素、剥離上皮、白血球などから構成されています。厚い舌苔が付着している場合や口臭発生の原因と考えられる場合には、舌の清掃を行う必要があります。

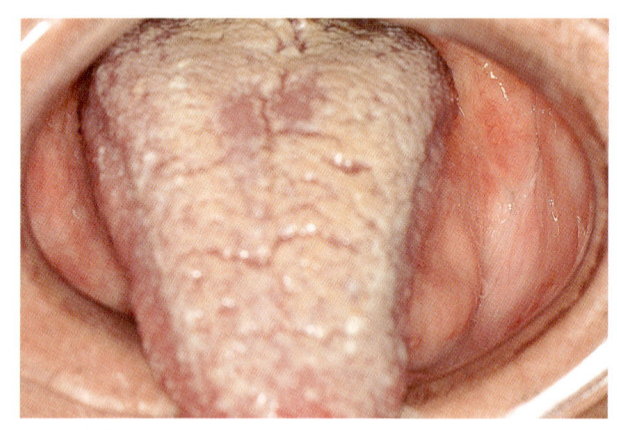

図7 舌苔。

2 部位別にみたプラークの特徴

歯肉縁上プラーク

健康な歯面の歯肉縁上プラークは、主にグラム陽性、通性嫌気性の球菌と桿菌で構成されていますが、部位や成熟度によって微生物叢は変化します。プラークの表層部には好気性菌が、歯面に近い深層部では嫌気性菌が優勢です。また、プラークの形成初期には好気性菌が優勢ですが、成熟するにつれ嫌気性菌が増加してきます(図8)。

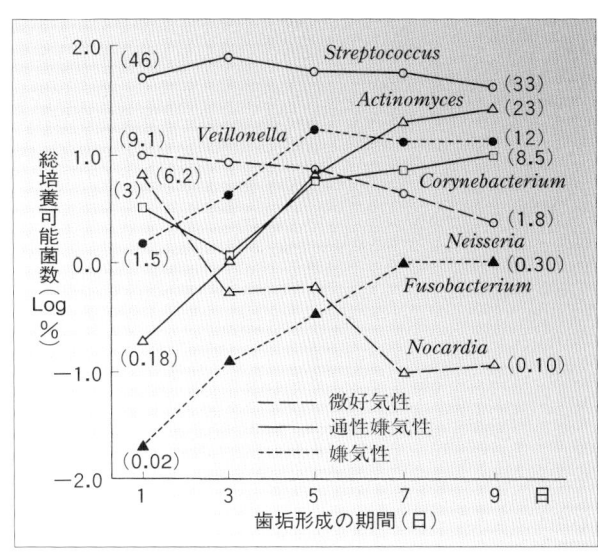

図8 歯垢の成熟に伴う微生物叢の変動(Ritz, H. L. : Microbial population shifts in developing human dental plaque. Arch oral Biol., 12(12) : 1561-1568, 1967による)。

裂溝部のプラーク

咬合面の小窩・裂溝部のプラークでは連鎖球菌(*Streptococcus*)が圧倒的に優勢で、特に*S.sanguis*が多くみられます。

歯肉溝内プラーク

健康な歯肉溝にプラークは少量しかありません。微生物の種類と数は少なく、連鎖球菌や*Actinomyces*などのグラム陽性菌が主体です。

一方、炎症のある部位の歯肉溝プラークの場合には*Actinomyces*の比率が高くなり、グラム陰性の嫌気性菌が増加し、運動性小型スピロヘータや遊走白血球・剥離上皮もみられるようになります。

さらに、歯周炎に罹患した歯肉溝プラークでは種々のグラム陰性嫌気性菌、運動性菌やスピロヘータが増加し、歯肉アメーバーなどの原虫もみられるようになります。

歯根面プラーク

連鎖球菌や*Actynomyces*が多いのは他の部位のプラークと同様ですが、歯根面にう蝕が発生し拡大してくると、ミュータンス連鎖球菌の他にラクトバチラス(乳酸桿菌)やカンジダなどがみられるようになります[3]。

デンチャープラーク(図9)

他の部位と同様に連鎖球菌などが多くみられますが、カンジダの検出率が高い[4]ことが特徴です。高齢者においては、カンジダは義歯性口内炎などの原因として注目されています(図10)。

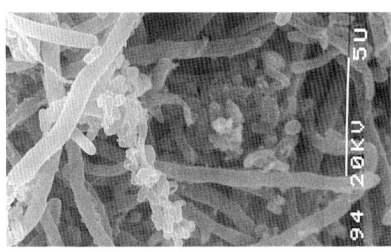

図9 義歯床粘膜面のデンチャープラーク。

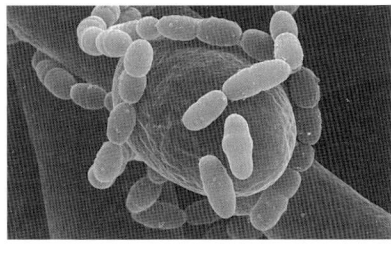

図10 カンジダとミュータンス連鎖球菌の人工プラーク[5]。

3　プラークの病原性を理解しよう！

プラークの病原性は、その侵襲力（付着量、微生物組成、微生物の産生する酸や起炎物質）と、口腔内の防御作用（唾液の緩衝能、解毒作用、免疫能）および全身の状態（糖尿病などの慢性疾患、疲労、精神的・肉体的ストレス）とのバランスによって生じてきます。したがって、すべてのプラークの病原性が等しいわけではありません。

歯面に定着する微生物叢が決まるのは、1～3歳の間（歯の萌出から約1年間）であると報告されています[6]。微生物が歯面定着するには、その微生物が唾液中に一定数以上存在していること（初期付着の臨界数）が必要であり、例えば連鎖球菌では唾液1 mlあたり10^3～10^4個以上存在することが条件となります。また、唾液の分泌やショ糖含有食品の摂取状況など個人の口腔内環境および生活習慣と、子どもと頻繁に接触する母親などの口腔内環境も、微生物の定着に大きく関与しています[7]。

前述したように、プラークの存在とう蝕や歯周病の発生とは常に相関があるわけではありません。う蝕発生に関連があるのは、う蝕原性の高いミュータンス連鎖球菌がプラーク中に多く存在する場合です。しかも、厚く成熟したプラークでは酸の拡散が阻害され、唾液の緩衝作用も受けにくいため、低下したpHの回復時間が長くなり、脱灰が進行しやすい状況となります（図11）。一方、歯周病を引き起こす因子と考えられているのは、歯肉縁下プラークの細胞間基質に存在する微生物由来の歯周組織を破壊するさまざまな毒素や病原因子です（表2）。

このような歯や歯周組織に対する有機酸や起炎物質などの障害因子の産生と蓄積の程度は、プラーク中の微生物の種類や数、飲食物の性質と量、唾液の分泌量や緩衝能、解毒能などに支配されています。

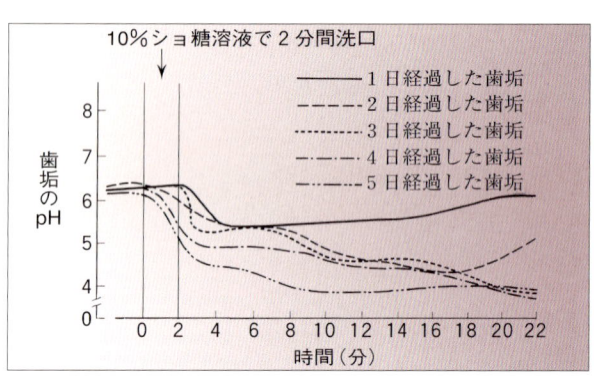

図11　歯垢の成熟に伴うショ糖溶液洗口後のプラークpH低下と回復の変化（Clarke and Fanning, 1971より）。歯垢形成開始後5日間経過した歯垢では、洗口後のpH低下は著しく、回復に比較的長時間を要する。

表2　歯垢に含まれる病原因子

> 有機酸／硫化水素／尿素／アンモニア／インドール／ヘパリン／コラゲナーゼ／プロテアーゼ／ヒアルロニダーゼ／内毒素（リポ多糖）／多糖類／ペプチドグリカン／細菌抗原（リポタイコ酸、リン脂質）／ヒスタミン／プラスチン／ブラジキニン／プロスタグランジン／リンホカイン／ロイコトキシン

参考文献
1）岡田昭五郎, 吉田茂, 境脩 編：新予防歯科学. 医歯薬出版, 東京, 32-44, 76, 146-147, 1996.
2）高添一郎 編：「歯を守る」甘味料. オーラルケア, 東京, 24-25, 1997.
3）Bowden G.H.：Microbiology of root surface caries in humans. J Dent Res., 69(5)：1205-1210, 1990.
4）品田佳世子他：高齢者のCandidaとMutans Streptococci の口腔内分布および口腔環境との関連性について. 口病誌, 64：40-45, 1997.
5）品田佳世子他：Candida albicansとStreptococcus mutans の混合培養に関する形態学的研究. 口病誌, 62：281-286, 1995.
6）Harold C., Slavkin D. D.：Streptococcus mutans, Early Childhood Caries and new opportunities. JADA, 130(12), 1787-1792, 1999.
7）Berkowitz R.J., Turner J., and Green P.：Maternal Salivary Levels of Streptococcus mutans and Primary Oral Infection of Infants. Archs oral Biol., 26(2)：147-149, 1981.

2 患者指導のための各プラークコントロールのフィールドと臨床での組み立て方

1 基本的な組み立てを理解しよう

プラーク形成−除去−残存というサイクルは、一生涯、一日中、口腔のどこかで常に起こり続けているものです。これらの連続的で動的な現象に、常に対処できるように患者さんをモチベートすることが、一生涯健康な口腔を保つ大きな鍵になります。

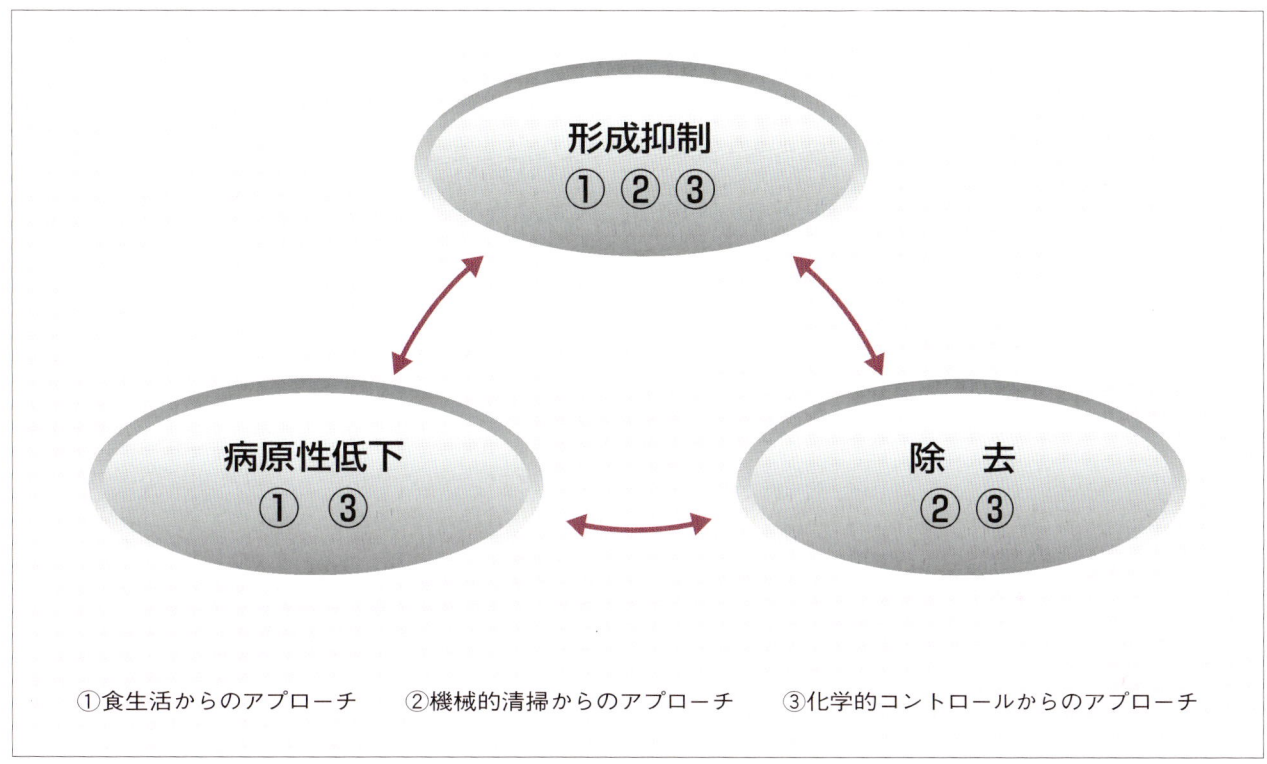

図1 プラークコントロールの連続概念。

Field 1 プラークの形成を防ぐためのチェックリスト
- □ 十分な歯磨き回数
- □ 抗菌剤の併用
- □ 砂糖の摂取を控える
- □ 低う蝕糖(代用糖)の利用
- □ 食事と食事の間の砂糖入りおやつの制限
- □ 歯に粘着しやすいお菓子の摂取を控える

Field 2 形成されたプラークを除去するためのチェックリスト
- □ 食後と就寝前の時間をかけた歯磨き
- □ 歯磨剤や洗口剤の併用
- □ デンタルフロスなどの併用
- □ 歯科医院での定期的な歯石除去
- □ 歯科医院での定期的な歯や歯根面の清掃

Field 3 取り残されたプラークの病原性を低めるためのチェックリスト
- □ フッ素入り歯磨の使用、フッ素洗口
- □ 抗菌剤入りの歯磨きや洗口剤の利用

Field 1　プラークの形成を防ぐためのプラークコントロール

　プラークの形成は、歯や義歯などの表面に吸着したペリクル上に唾液中の微生物が付着することから開始します。これらの細菌には菌体外に多糖類を合成する能力のあるものがあり、ことにミュータンス連鎖球菌が砂糖を利用して合成したグルカン（ブドウ糖からなる多糖類）は、粘着性が高く歯面などにこびりつき、洗口したぐらいでは除去できなくなります。グルカンに細菌が凝集・増殖し、さらに多くのグルカンが合成されるということがくり返されてプラークが成長し、バイオフィルムを形成します（図2）。したがって、プラークの形成を防ぐための対処法としては以下のものが考えられますが、それぞれに難しい問題があるため、患者自身に実行可能なところを選択してもらうようにするとよいでしょう。
①グルカン合成能のある菌を減らす→これには、歯

Field 2　形成されたプラークを除去するためのプラークコントロール

　いかにシュガーコントロールしても、現代の食生活を続ける以上、必ずプラークが付着するといえます。しかも、プラークは歯と同じ色をしているので視認しづらく、また視認できない部位に多く付着します。したがって、定期的にできるだけ多くのプラークを除去する習慣をつけることが大切です。理論的には24時間、つまり1日に1回、すべてのプラークを除去できればう蝕は発生しません。しかし、いかに優れた清掃用具や化学成分を使って時間をかけて清掃しても、プラークを完全に除去することはできませんし、細菌を口腔から追放することもできません。
　したがって、人々が求めているのは、自分の生活を阻害しない程度の時間で、効率よくプラークを除去する方法であるといえます。そのために、同じ3分間磨くのであれば、歯磨剤を用いたほうが効率よ

Field 3　取り残されたプラークの病原性を低めるためのプラークコントロール

　「むし歯のない子に育てよう」と、1日に3回歯磨きをして、夜寝る前には必ずデンタルフロスを使っていたのにう蝕が発生してしまうというケースがあります。プラークは、染め出しても視認できない場所（小窩裂溝内、隣接面、歯周ポケット内）に付着しますし、逆に視認できるほど多量のプラークが付着していてもう蝕にならない人もいます。その理由の一つに、個々人でプラークの病原性が異なっていることがあげられます。プラークの病原性とは、
①プラーク内細菌の活動性とpH→抗菌剤によって細菌の活動が抑えられたり、フッ素が細菌の酵素過程を阻害して酸の産生を抑えてくれることがわかっています。それに、水溶液のものを含めて、糖の摂取はプラークpHを低下させますので、できるだけ

磨き回数を増やすことと抗菌剤を利用することが考えられますが、日本人は1日2回以上磨くのが当たり前なほど歯磨きについて優秀な国民であることと、歯磨きによる口腔細菌数の減少はあくまでも一時的なものであることに注意しましょう。
②代用糖の利用を含めて砂糖の消費量を減らす→日本人の砂糖消費量は先進国でもっとも少ないことを念頭におきましょう。
③粘着性が高く口腔内に停滞しやすい砂糖含有食品を避ける

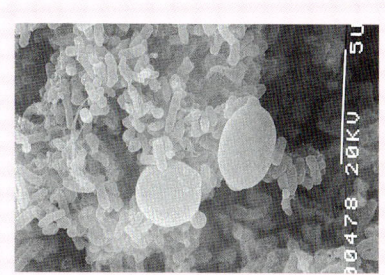

図2　成熟プラークの電子顕微鏡写真。

④食事と食事の間の砂糖を多く含むおやつの摂取を避ける→とはいえ、食事と一緒に甘いお菓子を食べるほど味気ないものはないでしょう。

くプラークを除去でき、その再付着も抑制できるという科学情報を伝えるべきです。ただし、口の中にあふれた歯磨剤の泡を吐き出すためにブラッシングが終了してしまうことのないように患者指導すべきです。また、歯ブラシはすべての人に必要な清掃用具といえますが、その他の清掃用具は個人に必要なものを選んであげてください。歯と歯が接触しているのであればデンタルフロスは必要ですが、歯間ブラシを必要としない場合があります。必要以上に清掃用具を使用するように指導することは再考すべき

です。

プラーク除去のためのプラークコントロールは次のように分類されます。
①機械的プラーク除去→歯ブラシや歯間部清掃用具による自分自身の清掃と専門家によるPMTCや歯石除去などがあります。
②化学的プラークコントロール→歯磨剤の研磨剤や界面活性剤、洗口剤の界面活性剤はプラークの除去を助けます。また、デキストラナーゼはプラークの分解を助けます。

避けたいものです。
②プラーク中のフッ素濃度→フッ化物洗口をしていたり、フッ化物配合歯磨剤を使用している人は、歯質だけでなくプラークの中にもフッ素が取り込まれます。通常はカルシウムなどと結合していますが、酸の産生が始まると結合が解かれてフッ素イオンになります。フッ素イオンは酸によって溶け出した部分に再びカルシウムなどのミネラルを沈着させる作用（再石灰化）を促進する働きがありますので、酸の攻撃が起こってもう蝕にならずにすむのです。

③プラークエイジ→プラークは付着開始から1〜2週間は成熟し続けます。成熟したプラークほど酸の産生量が多く、長時間酸性状態が持続しますので、成熟する前にできるだけプラークを除去することが必要です。

以上のように、同じ量のプラークが付着していても病原性の程度が違いますから、う蝕ができる人もいればできない人もいるという結果になります。

2　目的に応じた臨床応用

☞ う蝕予防とプラークコントロール

　多数の人を調査しても、1日の歯磨き回数が多い人ほどう蝕が少ないという明らかな関係はみられません。このことは、簡単に、そして完全にプラークを除去できないことを意味しています。表1に示すように、う蝕は素因依存型の疾患であり、急性感染症のように原因対策だけで容易に予防することができません。したがって、多方面からのプラークコントロールが必要となります。

　歯の表面性状によってプラークが付着しにくい人もいますが、現代の食生活を楽しむ以上、必ずプラークは付着します。そこでField 1として、できるだけプラークの付着を抑える手段を実行します。それには、砂糖のとり方に注意することが基本となります。また、口腔内常在菌とはいえ、ミュータンス連鎖球菌や他の酸産生菌は、数の上では個人差があります。検査によってたくさんいると判定された方は要注意です。

　Field 2は、付着したプラークをできるだけ早めに、しかも効率よく除去することです。しかしながら、Field 1と2を着実に実行してもプラークは歯間部などの不潔域に残存してしまいます。このままでは図3のような現象が起こり、う蝕になってしまいます。ところが、表2のように、フッ素にはプラークが酸をつくるのを抑えたり、う蝕になりかかった部分に再びカルシウムなどの成分を再沈着させる作用（再石灰化）を促す能力があります。また、砂糖の代わりに代用糖を使用していれば、つくられる酸の量はさらに少なくなります。

　フッ素は歯磨剤、フッ素洗口液（剤）に配合されています。使用中の歯磨剤がフッ素入りかどうかを確認してください。それには、歯磨剤チューブや外箱などに印刷されている成分表示を見ればわかります。薬用成分という欄に「フッ化ナトリウム（NaF）」、「モノフルオロリン酸ナトリウム（MFP）」、または「フッ化第一スズ（SnF_2）」のいずれかが記載されていればフッ素入りです。

表1　疾病分類上でのう蝕の特徴

分類	主要原因と代表的な疾病	予防対策
原因依存型	病原体による急性感染症	病原体対策で効果大
素因依存型	多要因性の慢性疾患（歯科ではう蝕が代表的）：宿主の素因が病像を決定し、誘因の多くは日常的な因子	多様な対策が必要：宿主に抵抗性を与えることが基本

表2　フッ素入り歯磨剤や洗口液のう蝕予防作用

①つくられる酸の量を抑えてくれる

②う蝕になりかかった部分の再石灰化（カルシウムなどの再沈着）を促進する

③長期使用により、歯の表面を酸に溶けにくい性質に改善する

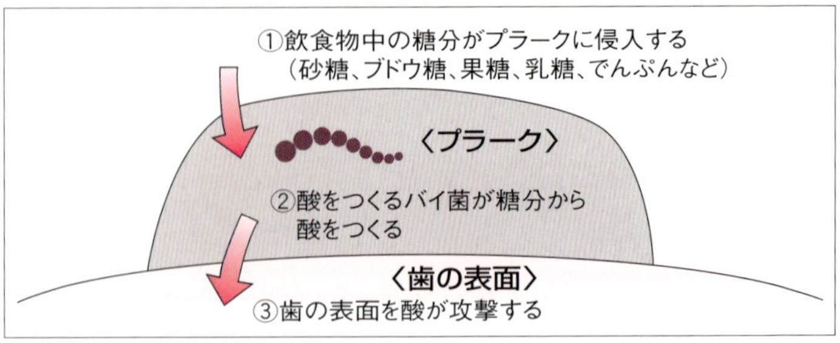

①飲食物中の糖分がプラークに侵入する（砂糖、ブドウ糖、果糖、乳糖、でんぷんなど）
〈プラーク〉
②酸をつくるバイ菌が糖分から酸をつくる
〈歯の表面〉
③歯の表面を酸が攻撃する

図3　プラークの中で酸が作られう蝕ができるまで。

歯周病予防とプラークコントロール

歯周病は歯周組織（セメント質、歯根膜、歯槽骨、歯肉）の病気ですが歯がなければ発生しません。あくまでも歯に付着するプラークが根本の原因です。歯肉が発赤腫脹し、出血しやすいのは歯肉炎で、排膿したり歯肉退縮、歯槽骨の吸収、歯の動揺があれば歯周炎です。歯周組織では図4のような変化が起こり、歯周ポケットなどが形成されます。歯周ポケットは1mm程度までは正常と判断されますが、それ以上になれば危険信号です。歯周病はう蝕よりも痛みなどの症状が少なく進行するのが特徴であり、自覚症状が現れて来院したときには抜歯しなければならないほど重症化していることもあります。定期的に歯周病のチェックを受けるとともに、プラークコントロールを中心とした歯周病予防に心がけることが肝心です。

歯周病も細菌のかたまりであるプラークによって引き起こされる病変ですが、ことに歯周病の場合は歯間部や歯頸部に付着したプラークが原因となります。多数の人を対象に、1日の歯磨き回数（または歯の清潔度）と歯周病の重症度を調査すると、歯磨き回数が多い（または歯が清潔である）人ほど歯周病が軽度であるという関係がみられることからも、歯周病にとっては、とくにField 2の機械的プラークコントロールが重要なことがわかります。歯磨きが不十分、甘いものや軟らかいものが好き、口腔内の細菌が多い、唾液の分泌が悪いといった人はプラークが付着しやすいので要注意です。

歯周病予防のための具体的なプラークコントロールの方法を表3にまとめました。深い歯周ポケット内部の清掃は困難であるため、化学的なプラークコントロールも重要です。歯磨剤を使用するとプラーク除去率が増し、その後の付着も抑えられるという実験報告があります。これは、歯磨剤に含まれる研磨剤、発泡剤、抗菌剤の効果であるといわれています。ただし、ブラッシッングの訓練中に、一時的に歯磨剤使用を中断するように指導することがあります。洗口剤にも抗菌剤入りのものがありますので上手に利用するとよいでしょう。

定期的に歯石を取ってもらったり、歯根部を清掃して滑沢化することも大切です。食事に気をつけてプラークの付着を抑えることも効果的です。また、プラークのコントロールではありませんが、歯周病予防にとって効果的なものとして、歯肉マッサージ、禁煙、全身的な栄養摂取と心身の健康維持などがあります。

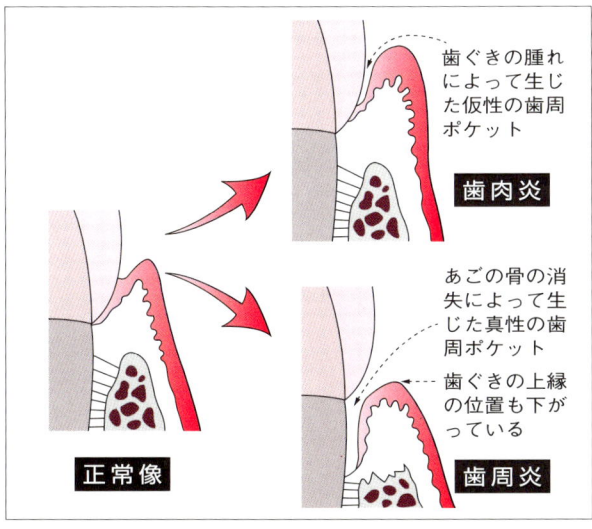

図4 歯周病による組織変化。

表3 歯周病予防のためのプラークコントロール

分 類	内 容
①機械的プラークコントロール	普通の歯ブラシとデンタルフロスによる歯磨き。ある程度歯周病が進行した人は歯周ポケット用歯ブラシや歯間ブラシを併用。
②化学的プラークコントロール	歯磨き剤や洗口剤の使用。
③専門家によるプラークコントロール	歯石除去や歯の根の清掃、薬物塗布。
④食生活によるプラークコントロール	砂糖の多いものや軟らかすぎるものを避けて、プラークの付着防止。

口臭予防とプラークコントロール

最近の洗口剤（マウスウオッシュ）、口中清涼剤、チューインガム、清涼菓子の消費増加傾向からみても口臭が大きな関心事になっていることがわかります。"口臭"といっても、口から吐きだされた息が臭い（口気悪臭）わけですから、口腔の異常だけでなく呼吸器系や消化器系などの全身の異常も原因となります。表4に口臭を原因から分類しました。口腔以外の病気によるものの中では、糖尿病患者のアセトン臭、ダイエットのため食事をおろそかにしている人のケトン臭、腎機能障害者のアンモニア臭、肝障害者のネズミ臭などは比較的知られています。とはいっても、口臭の80～90％は口腔の病気や不潔によるといわれています。口腔由来の口臭は、口腔常在菌が食物、剥離した細胞、血液や膿、唾液成分などを分解（変質）することによって生じます。これらの物質に含まれるタンパク質が分解されるときに臭いの元になる揮発性硫化物や脂肪酸を生じます。とくに硫化水素、メチルメルカプタン、ジメチルサルファイドと呼ばれる揮発性硫化物の臭いは強烈です。

人間の口気から400種もの分解産物が検出され、この産物をつくる細菌が300種以上います。これらの細菌は嫌気性菌（酸素の供給の少ないところに生息する菌）と呼ばれるもので、空気の流通の少ない閉じこめられた環境、たとえばプラーク深部、歯周ポケット内部、舌の表面の多数の乳頭や溝によってつくられる凹部、歯間部などに多数生息しています。歯周ポケット内だけでも臭気物質をつくる細菌が80種以上存在しています。この中でも、舌表面に沈着するプラークである"舌苔"が口臭の発生源になっていることはそれほど知られていません。凹凸の多い舌表面には嫌気性菌が生息しています。この菌によって舌苔に含まれている細胞や血球成分がタンパク分解されて口臭を発生します。舌尖部分は会話や食事の時に口蓋と接触して自然に清掃されますが、舌中央部から舌根部は自然の清掃がなく、舌苔が沈着してきます。白色や薄黄色の苔のような沈着物が観察されたら要注意です。寝たきりの人の部屋が臭ってしかたがなかったのが、舌苔の清掃をしたら軽減したという例もあります。

また、唾液は口臭の臭い物質をつくるタンパク質源でもあるのですが、口腔清掃にも役立っています。就寝中や緊張時、加齢によっても生理的に唾液の分泌が低下します。さらに、病的に唾液の分泌が低下して口臭を引き起こすことがあります。この場合は、口が渇いてしかたがない（口渇）という特異な症状が現れるため口内乾燥症と呼びます。血圧降下剤、抗ヒスタミン剤、向精神薬などの副作用として口内乾燥症が現れることがあります。また、シュガーレスガムはう蝕にはなりにくいのですが、唾液のpHをアルカリ性に傾けるので、嫌気性菌をより生息しやすくさせると指摘する人もいます。う蝕や歯周病はもちろん、口腔以外でも口臭の原因となる病気があれば治すことが肝心ですが、口臭予防の基本はプラークコントロールです。通常の歯磨きに加え、デンタルフロスによる歯間部の清掃、歯周ポケット磨き、舌表面の清掃（とくに舌根部分）を行います。抗菌剤や口臭予防の成分の入った歯磨き剤や洗口剤（マウスウォッシュ）などの利用も効果的です。

表4 口臭の分類

分　類	原　因
生理的なもの*	起床時、空腹時、緊張時、加齢など
飲食物や嗜好品によるもの*	ニンニク、タマネギ、ニラ、ラッキョウ、タバコ、アルコールなど
口腔の病気や不潔によるもの	清掃不良、唾液分泌低下、う蝕、歯周病、口内炎など
口腔以外の病気によるもの	鼻咽頭疾患のほか、呼吸器系・消化器系・泌尿器系などの疾患や代謝・栄養障害など
心因性のもの	口臭はしないのに本人だけが口臭を訴えるものであり、カウンセリングなどによって訴えの改善が認められるもの（仮性口臭症）と改善が期待できないもの（口臭恐怖症）に分類される。自臭症と呼ばれることもある。

*一過性のものは口臭症としない傾向にある

3-① 各フィールドへのアプローチ
食生活から～シュガーコントロールについて～

1 ショ糖（砂糖）とう蝕との関係

　ミュータンス連鎖球菌は、ショ糖（砂糖）を基質として、酸やブドウ糖の多糖体である不溶性グルカン（ムタン）および水溶性グルカンを合成します。プラークの形成には、この不溶性グルカンが大きな役割を果たします。プラーク中で糖を基質として酸がつくられ、プラークのpHが臨界値（pH5.5）以下になり、それが長時間持続すると、エナメル質の脱灰が始まり、う蝕が発生します。ただし、この有名なステファンカーブも、う蝕活動性の異なる被検者では、プラークのpHの低下や回復に差が見られます（図1)[1]。

　ショ糖は、ミュータンス連鎖球菌の存在下で不溶性グルカンや酸産生の基質となるので、う蝕発生の大きな要因となります。ショ糖だけでなく、果糖・ブドウ糖・乳糖・麦芽糖などの単糖類や二糖類も同様に分解されて酸を産生します（図2)[2]。また、代用糖の中でもカップリングシュガーなどは酸産生の基質となり、pHの低下を招きます（図3)[3]。しかし、唾液や口腔内にミュータンス連鎖球菌が少なく、歯面への定着が妨げられている場合には、ショ糖を摂取してもう蝕になりにくいようです[4]。

　食品のう蝕誘発性は、単に糖の量だけでなく、飲食物の性状やその摂取方法によっても大きく影響を受けます（図4）。

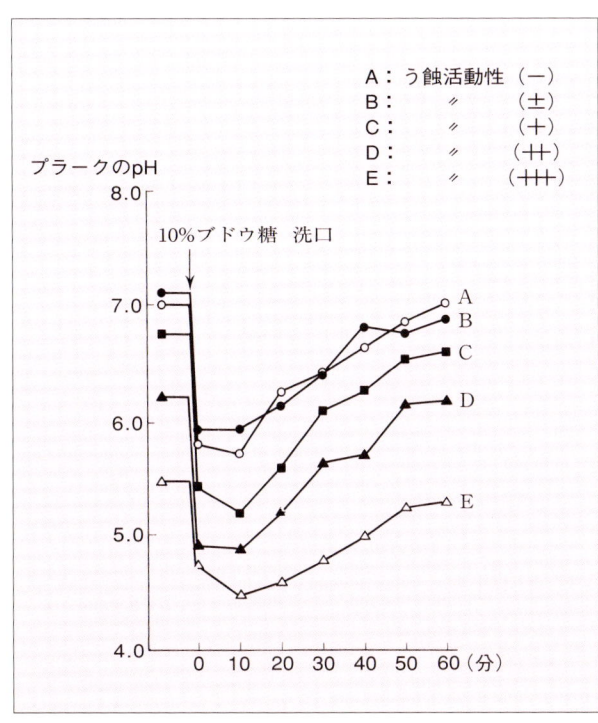

図1　ステファン・カーブ。
（Stephan, R. M.: Intra-oral hydrogen-ion concentrations associated with dental caries activity. J Dent Res. 23 : 257～266, 1944より改変して引用）

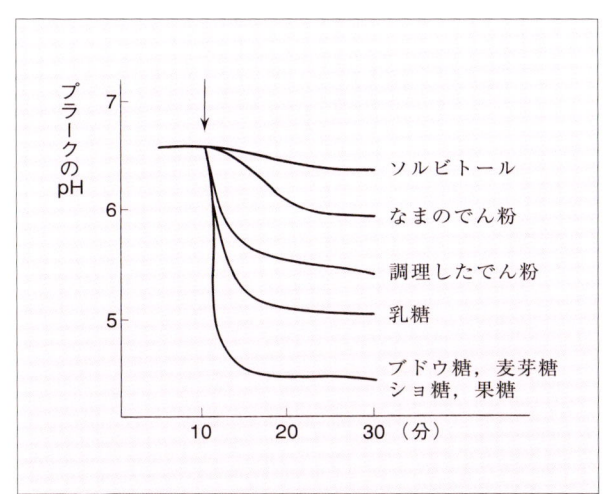

図2　種々の糖質をプラークに作用させた後のpHの経時的変化。
（Bowen, W. H : Nature of Plague. Oral Sciences Reviews, 9 : 41, 1976より改変して引用）

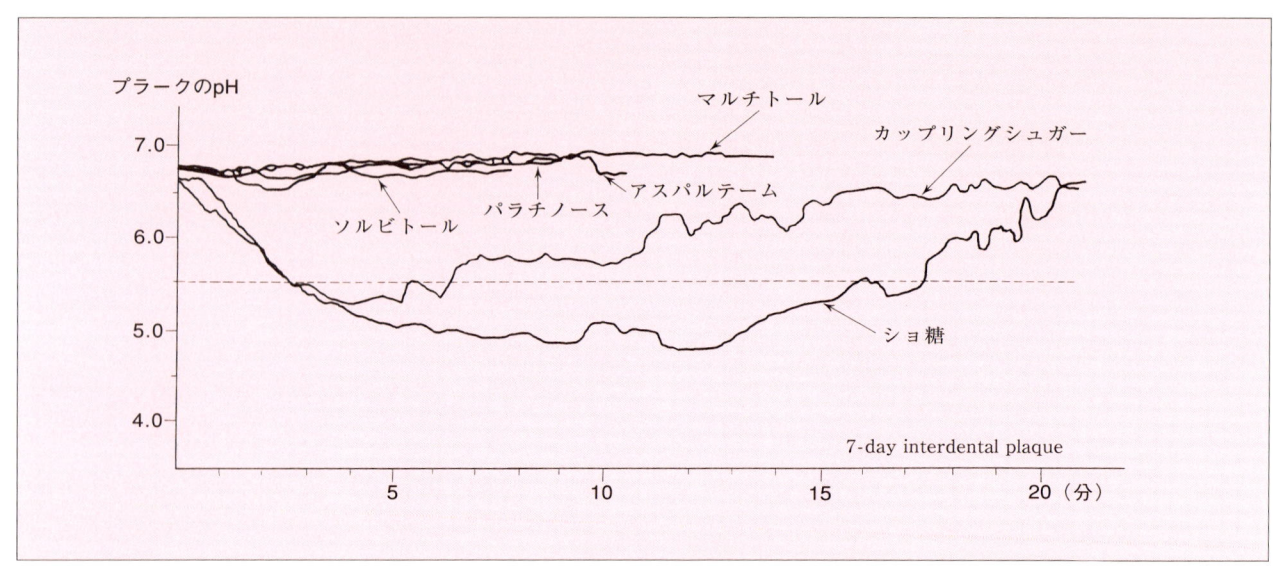

図3　各種砂糖代用甘味料をプラークに作用させた場合の歯垢下pHの変化（IS-FET pH電極による。松久保　隆ら、1984）。パラチニット、エリスリトール、ラクチトール、キシリトール、還元イソマルトオリゴ糖はマルチトールと同様のプラーク下pHを示す。
（高添一郎編：「歯を守る」甘味料．東京，オーラルケア，63，1997より引用）

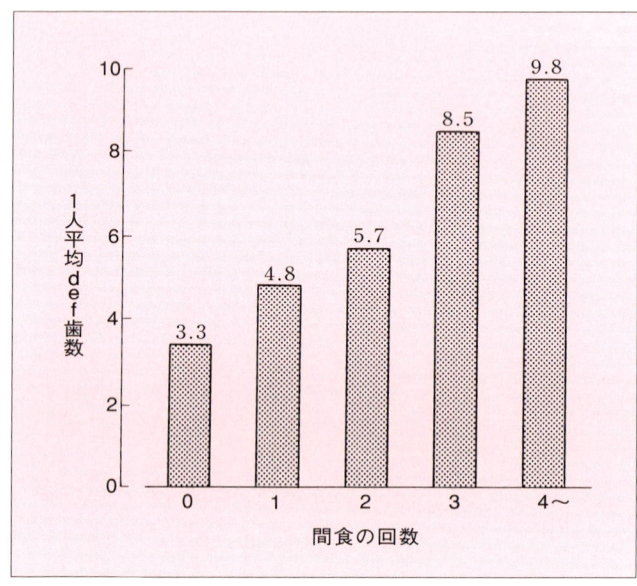

図4　間食の回数とう蝕との関係（WeissとTrithartより1960）。

参考文献

1）Stephan, R. M. : Intra-oral hydrogen-ion concentrations associated with dental caries activity. J. Dent. Res., 23：257-266, 1944.
2）William H. Bowan et al : Nature of Plaque. Oral Sciences Reviews. 9：41 1976.
3）高添一郎　編：「歯を守る」甘味料．東京，オーラルケア．31-32，47，63，107，1997，
4）花田信弘：わが国におけるう蝕の現況と今日のう蝕原因菌研究の到達点．歯界展望，88：305-327, 1996.

3-② 各フィールドへのアプローチ
機械的清掃から

1 清掃用具選びの基本的考え方

　以前から道具を使った口腔の機械的清掃は習慣として行われ、日本人は1日に2回以上磨くのがあたりまえの国民になりました。電気的な作用を期待した器具なども市販されていますが、決定的な清掃効果の証明はなく、清掃される面に清掃道具が直接接触してこすり取るというメカニズムを期待したものが主流です。ところが、器具の種類は以前とは比べようもないほど増え、その機能も多岐にわたっています。具体的な清掃法とその指導については第2部で詳しく述べるので、ここではその導入として、清掃器具の選び方の基本的な考え方について触れたいと思います。

　口腔清掃器具といっても、それぞれの特徴にしたがった用途があります。歯面を清掃する器具の代表は手用歯ブラシですが、その他に電動歯ブラシ、デンタルフロス、歯間ブラシがあります。舌粘膜を清掃する器具としては舌ブラシがあります。さらに、補綴物の清掃器具としては、義歯用ブラシ、クラスプ用ブラシ、スーパーフロス、歯間ブラシなどがあります。これらのすべてが必要というわけではなく、口腔内の変化に応じて適切なものを選択して指導します。おおよそは表1のような目安で選択していけばよいでしょう。歯間部清掃用具のうち、デンタルフロスは歯と歯が接触している人すべてにとって必要なものですが、歯間ブラシは歯肉が退縮して歯間空隙が形成された人や、ブリッジダミーの基底部などの人工的な不潔域の存在する人に必要な用具です。

　また、手用歯ブラシといっても、歯冠部を磨くための一般的な歯ブラシから最後臼歯用のシングルタフトブラシ、歯周ポケット用のブラシ先端が極細の歯ブラシなどを組み合わせて使うことが必要です。必ずしもひとつの用具に固執することなく、それぞれの機能を利用して組み合わせるとよいでしょう。さらに、後述する化学的な作用も期待する方が得策です。

表1　ライフステージ別清掃用具選びの目安

年齢	リスク部位	清掃用具
乳児期・学童期	歯冠部(小窩裂溝)う蝕	一般的な手用歯ブラシ＋デンタルフロス
思春期	歯冠部(歯間部)う蝕 歯肉炎	一般的な手用歯ブラシ＋デンタルフロス
成人期・壮年期	歯冠部(歯間部)う蝕 補綴物(ブリッジ) 歯周ポケット	一般的な手用歯ブラシ＋デンタルフロス 歯間ブラシ、スーパーフロス 歯周ポケット用ブラシ
老年期	歯冠・歯根部う蝕 補綴物(義歯) 歯周ポケット 舌苔	一般的な手用歯ブラシ＋デンタルフロス＋歯間ブラシ 義歯用ブラシ 歯周ポケット用ブラシ 舌ブラシ

3-③ 各フィールドへのアプローチ
化学的コントロールから

1　化学的コントロールの基本的な考え方

　歯磨剤をつけないドライブラッシングでは、歯面に付着した褐色の色素を除去できませんが、研磨剤入りの歯磨剤で1～2回磨くと、これを迅速に除去できることが発表されてから60年が経ちました（Manly, R.S.; 1943）。これをきっかけに、歯磨剤や洗口剤による化学的プラークコントロールが注目され、研磨剤、発泡剤、種々の薬用成分の研究が進み、歯磨剤や洗口剤製品に改良が加えられてきています。

　ここでは、いくつかの文献から色素除去、プラーク除去、プラーク再付着、唾液中菌数に対する化学的効果（厳密には機械的効果も加味されています）について紹介します。これらの研究によって、研磨剤、発泡剤、抗菌剤によるプラークコントロールが証明されていますので、できるだけ有効利用するように患者指導しましょう。

2　歯磨剤の研磨剤による色素除去パワー (Davis, W.B. and Rees, D.A.; 1975)

　研磨剤の配合されていない歯磨剤を1ヵ月間使用して歯面に色素を沈着させた人を被験者として、6種類の歯磨剤を電動歯ブラシにつけて清掃力を比較しました。ここでいう清掃力とは、色素除去面積の減少と時間との傾きから算出された数値であり、相互の比較（たとえば歯磨剤AはBの5.5/2.8＝1.96倍高い）が可能です。

　その結果、研磨剤は色素除去に有効であり、その種類によって清掃力に差のあることがわかりました（図1）。ただし清掃力が強いということは、歯に対する研磨性も高いことを意味しますので、現在では低研磨性のシリカや研磨性を低く改良した研磨剤を使用しているものが多いようです。

3　プラーク除去パワー (Mankodi, S.ら; 1998)

　歯磨剤を用いたほうがプラークの除去効果の高いことを証明した研究は多数あります。ここでは、研磨剤の異なる歯磨剤によるプラーク除去効果について比較した研究を紹介します。

　2日間歯磨きをしないでプラークを沈着させた被験者に、それぞれの歯磨剤で1分間歯磨きをしてプラークの除去率（Distal Mesial Plaque Index; DMPI）を調べたところ、重炭酸ナトリウム配合のものは、シリカや第2リン酸カルシウムに比べ有意に高い除去効果を示したというのです（図2）。ところが、意外にも、研磨力の基準であるRDAは重炭酸ナトリウムが30～40、シリカが100～110、第2リン酸カルシウムが70～80と、必ずしも研磨性と清掃力とが一致するものでもないこともわかりました。

4　プラーク再付着抑制パワー (Stean, H. and Forward, G.C.; 1980)

　歯科専門家が可及的に機械的プラーク除去を行ってから、水だけで歯磨きさせた場合と、研磨剤として炭酸カルシウムを配合した歯磨剤を用いて歯磨きをさせた場合のプラーク再付着を比較した研究を紹介します。

　歯磨きを行った後の24時間は歯磨きをさせずにプ

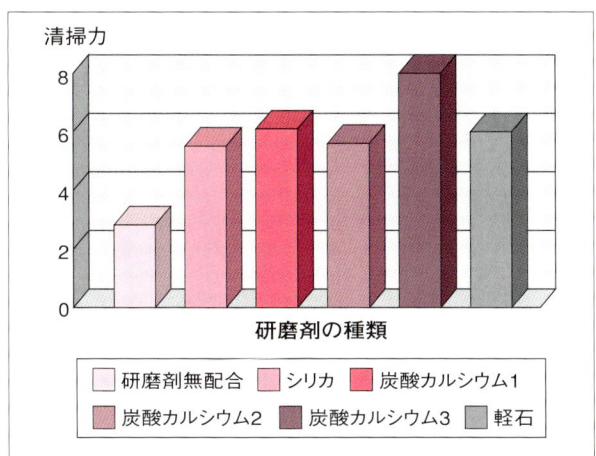

図1　6種類の歯磨剤の清掃力の比較。
(Davis W. B. and Rees D. A.: A Parametric Test to Measure the Cleaning Power of Toothpaste, J. Soc. Cosmet. Chem., 26, 217-225, 1975. より改変して引用)

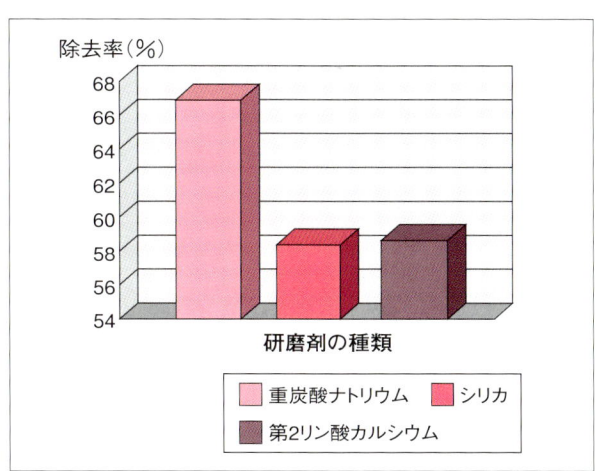

図2　3種類の歯磨剤のプラーク除去率の比較。
(Mankodi S., Berkowitz H., Durbin K. and Nelson B.: Evaluation of the Effects of Brushing on the Removal of Dental Plaque., J. Clin. Dent., 9 : 57-60, 1998. より改変して引用)

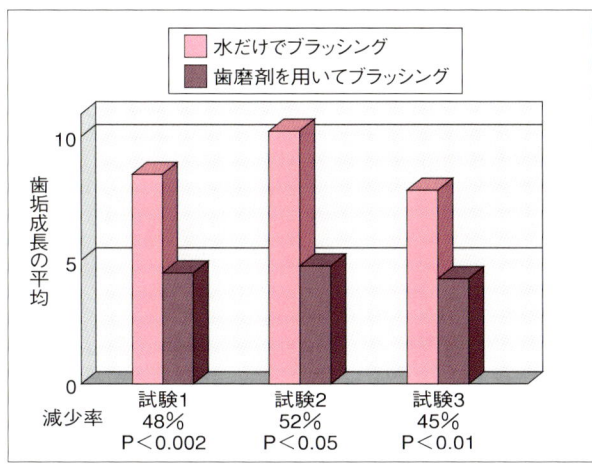

図3　24時間後のプラークの再付着。
(Stean H., Forward G. C.: Measur ment of Plaque Growth Following Toothbrushing. Community Dent. Oral Epidemiol., 8 : 420-423, 1980より改変して引用)

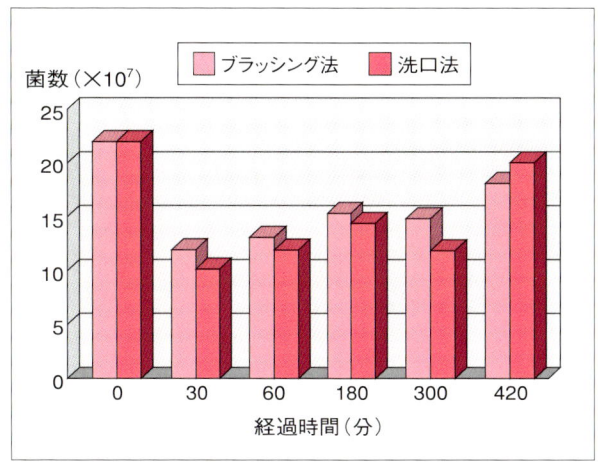

図4　歯磨剤中発泡剤の唾液中菌数抑制効果の比較。
(Jenkins S., Addy M. and Newcombe R.: Comparative Effects of Toothpaste Brushing and Toothpaste Rinsing on Salivary Bacterial Counts., J. Periodont. Res, 25 : 316-319, 1990. より改変して引用)

ラークを再付着させ、その付着面積から判定しました。しかも3回ものクロスオーバー試験を繰り返すという厳格なものです。その結果、3回とも歯磨き剤を用いた歯磨きのほうが有意に高いプラーク再付着の抑制を示したというのです(図3)。

5　発泡剤による唾液中菌数の抑制パワー (Jenkins, S.ら; 1990)

　歯磨剤に配合されている発泡剤（ラウリル硫酸ナトリウム：SLS）に抗菌作用のあることはそれほど知られていません。この研究では、歯ブラシに歯磨剤をつけて1分間磨いた場合と、歯磨き剤を水で溶かし

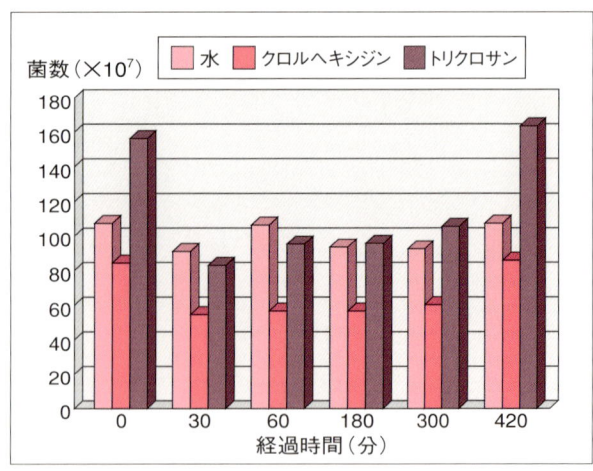

図5 水だけと抗菌剤入り歯磨剤による歯磨きの唾液中菌数に及ぼす効果の比較（一部抜粋）。
(Jenkins S., Addy M. and Newcombe R.: The Effects of 0.5% Chlrohexidine and 0.2% Triclosan Containg Toothpastes on Salivary Bacterial Counts, J. Clin. Periodontol., 17 : 85-89, 1990. より改変して引用)

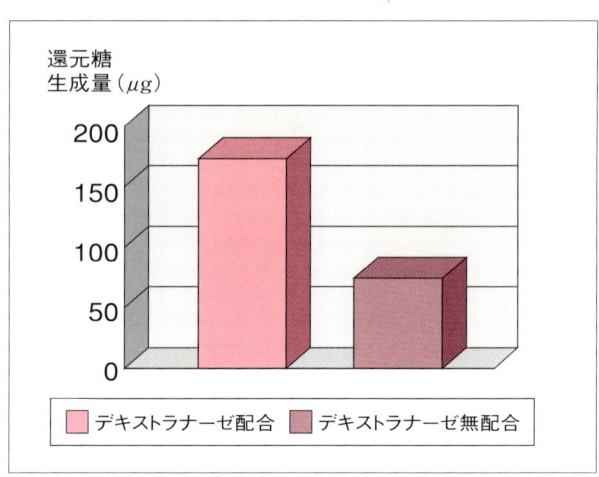

図6 2種類の洗口剤によるプラーク除去効果の比較。
(向笠和夫，平野正徳，横尾孝男，金子憲司：デキストラナーゼ配合洗口剤のプラークコントロール効果，口腔衛生会誌，49：634-635，1999. より改変して引用)

た液体で1分間洗口（歯ブラシによる効果が加味されないという設定）した場合の唾液中の嫌気性菌数を調べたものです。両方とも、30分後には初期数の半分に減少して、その後は少しずつ元に戻ってきますが、菌数に統計学的な差は認められませんでした。つまり、歯ブラシによる機械的効果というよりは、発泡剤そのものに抗菌作用のあることが証明されたわけです（図4）。

6　抗菌剤による唾液中菌数の抑制パワー (Jenkins, S.ら; 1990)

0.5%クロルヘキシジン、または0.2%トリクロサンが配合された歯磨剤で1分間歯磨きをした場合の唾液中嫌気性菌数の変化について調べた研究があります。その結果、水だけで歯磨きしたものに比較して、3時間後まで有意な抗菌効果が発揮されました（図5）。0分の菌数が3つの群で異なっていますので注意してください。経過時間による変化を群別にみると理解しやすいでしょう。

7　デキストラナーゼによるプラーク除去パワー (向笠和夫ら，1998)

デキストラナーゼは可溶性多糖体を分解する能力のある酵素です。このデキストラナーゼを配合した洗口剤10mlにより、1分間洗口した後の吐出物中の還元糖量からプラーク除去効果を調べた研究があります。その結果、デキストラナーゼ配合のものは、2.3倍ほど高いプラーク除去効果を示したというのです（図6）。

4 ひと目でわかるライフステージ別プラークコントロールチャート

1　要点チャートの活用の仕方

　ライフステージごとに口腔内のリスクファクターも変化し、それに応じて疾患傾向も変わってきます。口腔保健の保持増進は、種々のリスクファクターを考慮することによって達成できるものですから、各ライフステージのリスクファクターに対応してプラークコントロールの強化点を変化させていくことが必要です。それには、セルフ・ケアとして実行できるホームケアと、専門家によるプロフェッショナル・ケアを組み合わせることが大切です。本書はホームケアに焦点を絞っているため、プロフェッショナル・ケアについては他書に譲ることにしました。とはいえ、最小限必要なプロフェッショナル・ケアの項目をライフステージ別にあげてあります。

　次に、次頁からのチャートの活用方法について、もう少し具体的に説明します。

　ここでは、乳幼児期、学童期、思春期、成人期、壮年期、老年期と6段階のライフステージごとに、どのようなリスクファクターに注意してプラークコントロールのホームケア指導やプロフェッショナル・ケアを実行していくべきかを一目でわかるようにチャートにまとめました。これを実際の患者への説明や指導に役立てていただきたいと思います。患者の年齢に応じたチャートを開き、歯科的特徴から典型的な疾患傾向などを理解したうえで、プラークコントロールの強化部位の写真を見せて、それに必要な用具を知ってもらいます。用具の具体的な使用法は第2部の適当なページを開いて、さらに指導を進めてください。

　また、指導をするうえで注意していただきたいことがあります。例えば、う蝕発生の危険が第一大臼歯から上顎前歯部に移ったからといって、第一大臼歯う蝕の危険性が解消したという意味ではないことです。あくまでも危険性が薄れたというだけで、歯がある限り一生涯、第一大臼歯う蝕の発生に注意し続けることが必要です。この他の疾患傾向も同様です。「ライフステージが上がるにつれてプラークコントロールの内容と必要な用具も増加し、プラークコントロールに費やす時間も長くなる」こと、「あくまでも患者個々の口腔内状態にあわせて、適切なホームケアとプロフェッショナル・ケアを組み合わせることによって、プラークコントロールが達成できる」ことを患者に強調してください。

2　ライフステージ別プラークコントロールの要点チャート

☞次頁からのチャート参照。

乳幼児期

年　齢	1　　　　2　　　　3　　　　4　　　　5 (歳)
歯科的特徴	乳歯う蝕の発症・多発期
栄　養	強い歯を作るバランスのとれた栄養の摂取

典型的な疾患傾向	う蝕	乳歯う蝕の発症・多発 （上顎乳前歯）　　　　　　　　　（乳臼歯咬合面・隣接面）
	歯周病	
	歯の喪失	

プラークコントロール強化部位と必要用具

乳前歯
☞フッ化物配合フォーム、歯ブラシ

右きき乳犬歯
☞歯ブラシ

乳臼歯咬合面
☞フッ化物配合フォーム、フッ化物配合ペースト、歯ブラシ

第一・第二乳臼歯の隣接面
☞フッ化物配合フォーム、フッ化物配合ペースト、歯ブラシ、デンタルフロス

ホームケア指導のポイント	・う蝕原性菌の感染時期の延期 ・歯磨きの習慣づけ ・保護者による仕上げ磨き ・飲食回数の制限	・フッ化物の使用（フォームまたはペーストの歯磨剤）
注意すべきリスクファクター	・飲食回数 ・プラーク量	・フッ化物の使用 ・口移し（ミュータンス菌などの感染）
必要なプロケア	・リコール時のフッ素塗布 ・う蝕多発児に対するホームケア指導強化	
ハイリスク者への強化点	・リスクが高い子どもはリコール回数を増やすとともに、ホームケアのポイントを明確にする ・障害児については、介助者への指導を強化する ・シーラント	

学童期

年　齢	6　　　　　　　　　　　　　　　10　　　　　　12 (歳)
歯科的特徴	歯の交換期、永久歯う蝕の多発期
栄　養	強い歯を作るバランスのとれた栄養の摂取

典型的な疾患傾向

う蝕	永久歯う蝕（第一大臼歯）の発症・多発期 う蝕（上顎前歯） 2次う蝕
歯周病	歯肉炎の発症
歯の喪失	

プラークコントロール強化部位と必要用具

第一大臼歯・第二大臼歯咬合面
☞フッ化物配合ペースト、歯ブラシ

上顎前歯CO
☞フッ化物配合ペースト、歯ブラシ

歯列不正MO
☞フッ化物配合ペースト、歯ブラシ、デンタルフロス

歯肉炎GO
☞歯ブラシ、デンタルフロス

ホームケア指導のポイント

- 歯の生え変わりと歯列に合わせた歯磨き
- 低学年は保護者による仕上げ磨き
- 飲食回数の制限
- 規則正しい生活
- フッ化物配合歯磨剤の使用
- 集団に対するアプローチ：フォームまたは洗口液でのフッ化物応用

注意すべきリスクファクター

- 飲食回数
- プラーク量
- う蝕の経験(dmf、DMF)
- フッ化物の使用（ホームケアのフッ化物応用を含む）

必要なプロケア

- CO：フッ化物塗布、歯口清掃指導、飲食回数の制限、シーラント
- G：歯石除去、歯口掃指導
- GO：歯口清掃指導
- MO：継続観察、歯口清掃指導

ハイリスク者への強化点

- 学校健診と連動して、歯科医院での診断・ケアを重視する
- CO、GOに対する定期健診でのプロケアと、具体的なホームケアに対する指導
- 障害児に対する歯磨きなどの自立支援と介助者の役割（支援の必要な事項）の明確化

思春期

年　齢	15　　　　　　　　　　　　　　　　　　　　20（歳）
歯科的特徴	歯肉炎の発症期、歯間部う蝕の増加期
栄　養	強い歯を作るバランスのとれた栄養の摂取

典型的な疾患傾向	う蝕	（第二大臼歯）　（歯間部う蝕）　永久歯う蝕の多発期／2次う蝕
	歯周病	歯肉炎の進行／歯周炎の発症
	歯の喪失	

プラークコントロール強化部位と必要用具

歯間部
☞ フッ化物配合ペースト、歯ブラシ、デンタルフロス

上顎前歯口蓋側・裂溝
☞ フッ化物配合ペースト、歯ブラシ

矯正治療中
☞ 矯正用歯ブラシ、フッ化物配合ムースおよびペースト、歯間ブラシ

歯頸部
☞ 歯ブラシ、デンタルフロス

歯肉炎
☞ 歯ブラシ、デンタルフロス

第三大臼歯（8番）
☞ 歯ブラシ、フッ化物配合ペースト、洗口剤

ホームケア指導のポイント
- デンタルフロス併用による清掃
- 規則正しい生活（飲食回数の制限）
- 歯磨き習慣の再指導
- フッ化物配合歯磨剤の規則的な使用

注意すべきリスクファクター
- 飲食回数
- プラーク量
- フッ化物の使用
- 歯肉出血
- う蝕の経験（DMF）

必要なプロケア
- リコール時のフッ化物塗布や歯石除去
- う蝕多発者や歯周病罹患者に対するリスク診断

ハイリスク者への強化点
- リスクが高い時期のリコール回数の増加と、ホームケアのポイントの明確化（生活や食生活の面からも）
- 若年性歯周炎の診断と早期治療
- 障害者に対する歯磨きなどの自立支援と介助者の役割（支援の必要な事項）の明確化

成人期

年齢	20　　　　　　　　　　　30　　　　　　　　　　　40（歳）
歯科的特徴	歯周炎の発症期、妊娠中の歯と歯肉の健康を考える時期、歯の喪失開始期
栄養	妊産婦は歯の形成を考えてバランスのとれた栄養摂取

典型的な疾患傾向

う蝕	治療歯の2次う蝕
歯周病	歯肉炎の進行 / 歯周炎の発症
歯の喪失	う蝕による欠損の増加・ブリッジの装着

プラークコントロール強化部位と必要用具

妊娠性歯肉炎
☞歯ブラシ、デンタルフロスまたは歯間ブラシ

歯周炎
☞歯ブラシ、洗口剤、歯間ブラシ、デンタルフロス

下顎前歯部舌側
☞歯ブラシ、歯間ブラシまたはデンタルフロス

インレーの2次う蝕
☞歯ブラシ、フッ化物配合ペーストおよびムース

最後臼歯遠心
☞歯ブラシ、シングルタフトブラシ、歯間ブラシ（ロングタイプ）

ブリッジ
☞歯ブラシ、歯間ブラシ

ホームケア指導のポイント

- 歯肉辺縁部の重点的な清掃
- 歯間清掃用具の使用
- 修復部位の重点的な清掃（二次う蝕の予防）

注意すべきリスクファクター

- 喫煙本数
- 歯肉出血
- 飲食回数
- プラーク量
- プロービングデプス4mm以上
- リコール状況
- う蝕の経験（DMF）
- 歯石

必要なプロケア

- 定期的なPMTC
- 必要に応じたリスク診断とホームケアのポイントの明確化

ハイリスク者への強化点

- リコール回数の増加と必要な処置（PMTC、薬剤塗布）。
- 喫煙指導。
- 妊産婦の歯周治療（早産のリスクの回避）。

壮年期

年齢	40 ▲ 50 ▲ 60（歳）
歯科的特徴	歯の喪失増加時期、根面う蝕の発症期、歯周炎の増悪期、義歯の装着
栄養	強い歯周組織をつくるバランスのとれた栄養の摂取

典型的な疾患傾向

う蝕	2次う蝕 / 根面う蝕の発症、鉤歯のう蝕の発症
歯周病	歯肉炎の進行 / 歯周炎の進行
歯の喪失	歯周病による喪失歯の増加 / 歯周病による欠損の増加・義歯の装着

プラークコントロール強化部位と必要用具

歯周炎
☞ 歯周ポケット用歯ブラシ、洗口剤、歯間ブラシ

根面う蝕
☞ 歯ブラシ（軟らかめ）、フッ化物配合ムース

メインテナンス
☞ 軟らかい歯ブラシ、歯周ポケット用歯ブラシ、歯間ブラシ、デンタルフロス、シングルタフトブラシ、フッ化物配合フォーム（根面う蝕の予防）

鉤歯、パーシャルデンチャー
☞ 歯ブラシ、義歯用ブラシ、歯間ブラシ、洗浄剤

インプラント
☞ 歯ブラシ、シングルタフトブラシ

ホームケア指導のポイント
- 歯間ブラシ、シングルタフトブラシなどの併用による歯間部の清掃
- 部位、状態に合わせた用具の使い分け
- 義歯清掃
- 舌ケア

注意すべきリスクファクター
- 喫煙本数
- 唾液分泌量
- 飲食回数
- プラーク量
- プロービングデプス4mm以上
- リコール状況
- 常用薬
- 糖尿歴
- う蝕の修復部位

必要なプロケア
- 定期的なPMTC
- リスク診断とホームケアでのポイントの明確化

ハイリスク者への強化点
- リコール回数の増加と必要な処置（PMTC、薬剤塗布）
- 喫煙指導
- 唾液分泌増加のための指導や対処
- 糖尿病、心疾患などの全身疾患に対する注意と歯周治療（病診連携）

老年期

年齢	70　　　　　　　　　　　　　　　　▲　　　　　　　　　　　　　　　　80　（歳）
歯科的特徴	多数の歯の喪失期、義歯の装着、自立度の低下
栄養	強い歯周組織をつくるバランスのとれた栄養の摂取
典型的な疾患傾向　う蝕	根面う蝕の増加、鉤歯のう蝕の増加
典型的な疾患傾向　歯周病	歯周炎の進行と全身疾患への影響
典型的な疾患傾向　歯の喪失	義歯の装着

プラークコントロール強化部位と必要用具

粘膜疾患	フルデンチャー内面	舌
☞粘膜用ブラシ	☞義歯用ブラシ、洗浄剤	☞粘膜用ブラシ
全介助の口腔	根面板・インプラント	麻痺側
☞くるくるブラシ、液体歯磨き	☞粘膜用ブラシ	☞粘膜用ブラシ、極めて軟らかい介助用ブラシ

ホームケア指導のポイント
- 義歯、インプラント、残存歯の手入れ
- 粘膜ケア

注意すべきリスクファクター
- 唾液分泌量
- 飲食回数
- 常用薬
- プラーク量
- 自立度
- 口腔細菌、カンジダ菌
- プロービングデプス4mm以上
- 舌苔

必要なプロケア
- リコール時の歯石除去や歯面清掃
- 来院できない高齢者に対しては、訪問口腔ケア

ハイリスク者への強化点
- リコール回数の増加と歯面清掃の強化
- 訪問口腔ケアの回数の増加
- 誤嚥のリスク増大
- 自立度の低下
- 全介助への対応
- 摂食嚥下リハビリ

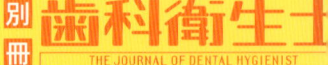

かんたんレッスンで見てわかる！実習できる！
診査・スケーリングテクニック

DVD付き！

【執筆】福田知恵子／金子菜美江

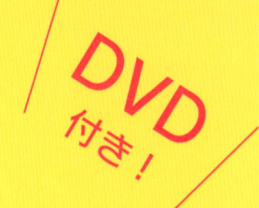

- 写真とイラストで理解して、実習しながら体で覚えることができるテキストブック
- インスツルメントの適切な持ち方・動かし方、日々行うトレーニング方法などが学べるDVD付き！

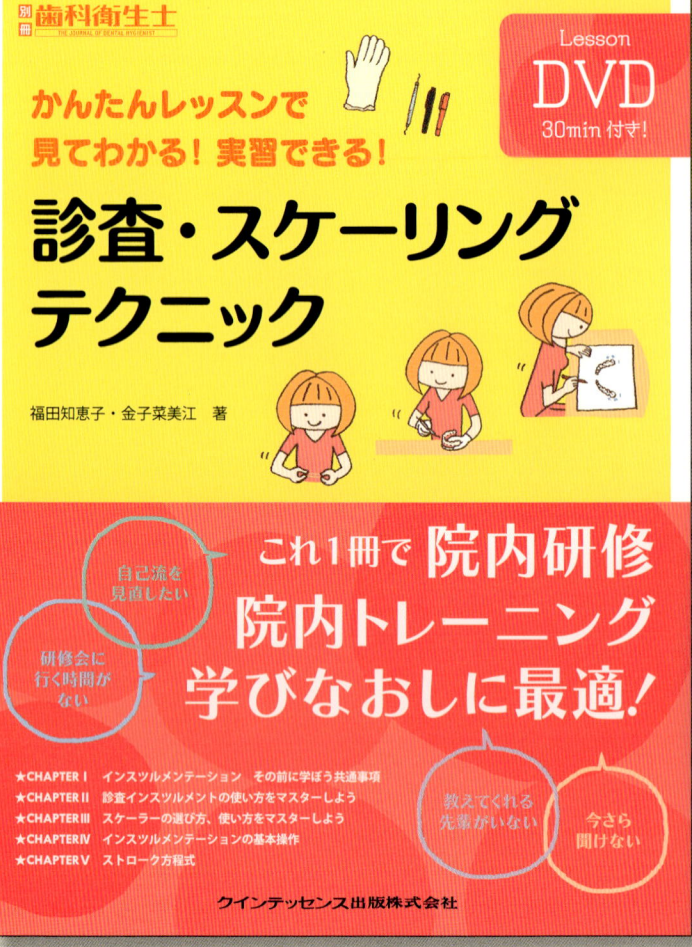

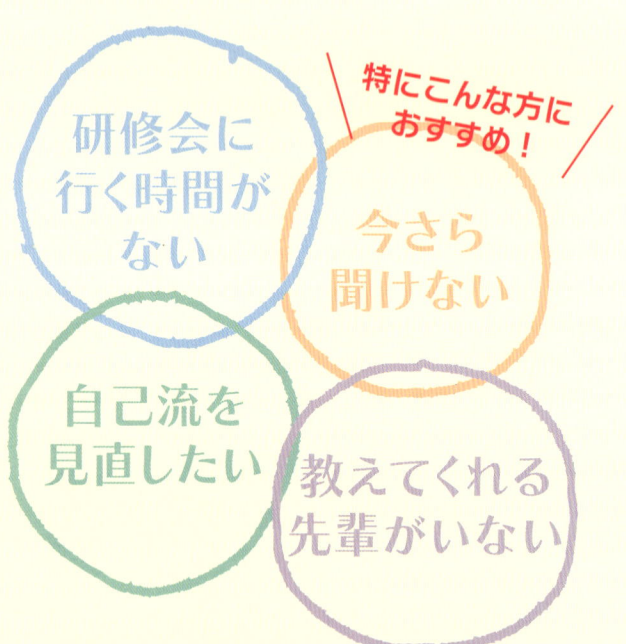

特にこんな方におすすめ！
- 研修会に行く時間がない
- 今さら聞けない
- 自己流を見直したい
- 教えてくれる先輩がいない

院内研修　学びなおし　院内トレーニングに最適！

QUINTESSENCE PUBLISHING 日本　●サイズ:A4判変型　●108ページ　●定価　本体5,500円（税別）

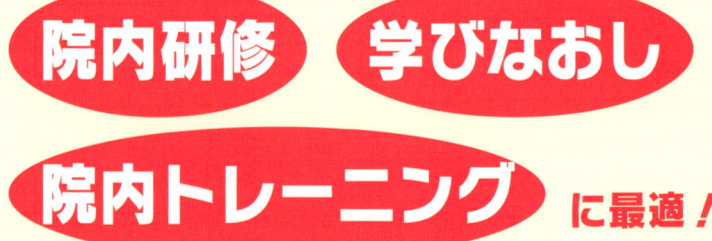

第2部

ホームケアにおける
　　プラークコントロールと
　　指導のポイント

● I 食生活から

1 シュガーコントロール指導と代用糖の選び方

1. シュガーコントロールの必要性とその方法

　プラークの形成と酸の産生に糖の存在は不可欠であり、特に砂糖（ショ糖）がう蝕の発生や進行に強く関係しています。また、砂糖の頻回摂取はう蝕の原因となるだけでなく、肥満の原因ともなり、種々の生活習慣病のリスクを高め、全身へ悪影響を及ぼします。したがって、シュガーコントロールは口腔だけでなく、全身の健康を考えるうえでも重要です。しかし、砂糖のすべてが悪いわけではなく、食品として味、価格、防腐性といった種々の利点があることも事実です。シュガーコントロールでは砂糖の利点を楽しみつつ、その欠点をできるだけ小さくするような工夫が必要となります。

　例えば、同じ量の砂糖摂取であっても、一回で食べる場合より、数回に分けて食べた場合の方がう蝕になりやすいと報告されています。したがって、間食の時間を決めずにだらだらと甘いお菓子を食べ続けるようなことは好ましくありません。また、清涼飲料などの飲み物の中に含まれる砂糖や他の甘味料にも注意する必要があります。特に幼児には、小さいときから甘味嗜好を助長しないための注意が必要となります。

　また、すでに甘党で甘味に対する要求が非常に強く、砂糖の摂取を減少させることが困難な人の場合、代用糖は大きな助けとなります。代用糖[1]を用いて砂糖の量を減少させ、徐々に甘味に対する嗜好を弱めていけばよいのです。その際、使用する代用糖によってう蝕誘発性やエネルギー量が異なるため、それらを把握したうえで使い分ける必要があります（表1）。

　シュガーコントロールを行う方法には、う蝕誘発性の高い食品の摂取量の制限、摂取頻度の低減[2]、摂取状況（夜間や間食を避け、食後や食事時にするなど）の改善、および自浄作用を促す食物繊維などを含む食品の積極的な摂取、そして代用糖の利用などが考えられます。

　現在は、全身の健康のためにも、将来のう蝕リスクを低下させるためにもシュガーコントロールの指導が必要とされています。

2. 代用糖

　一般に甘味食品に用いられる糖類には、単糖・二糖類、オリゴ糖、糖アルコールなどがあります。単糖・二糖類のう蝕誘発性が高いことは、多くの疫学的、基礎的研究で明らかにされています。代用糖であるパラチノースやトレハロースはショ糖と同じ果糖とブドウ糖の二糖類であり、キシリトール[3]は5炭糖であるキシロースを還元（水素添加）した糖アルコールです（図1）。

　糖以外の甘味料としては、砂糖の数百倍の甘味度を有するステビア、アスパルテーム、サッカリンなどがあります。これらの代用糖の中には、ショ糖と比較して酸産生能が低い（糖アルコールなど）、不溶

1 シュガーコントロール指導と代用糖の選び方

表1 甘味料のう蝕誘発性とエネルギー

	糖の種類	エネルギー
う蝕の可能性あり	ショ糖 水飴（麦芽糖水飴、麦芽糖） ブドウ糖 果糖	4 kcal/g
う蝕にならない	パラチノース トレハロース	
	還元麦芽糖水飴 （還元水飴、マルチトール） 還元パラチノース（パラチニット） 還元乳糖（ラクチトール） キシリトール	1.5〜2.8kcal/g
	エリスリトール ステビア	エネルギーはない
	アスパルテーム	4 kcal/g*

＊高甘度甘味料（ショ糖の約180倍）であるので、食品に用いられる量はわずかである。
（高添一郎編：「歯を守る」甘味料．オーラルケア，東京，62，1997より引用）

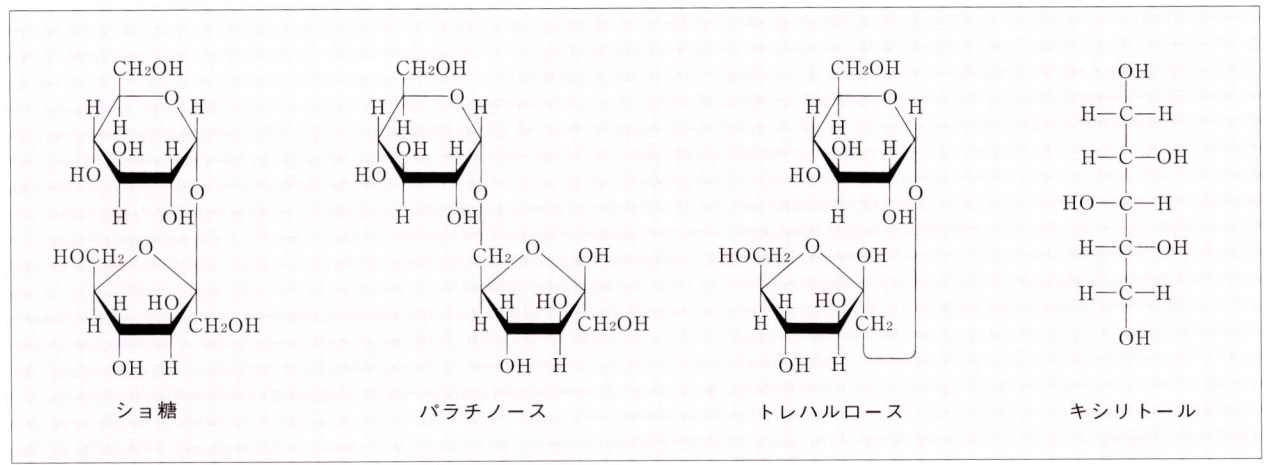

図1　代用糖の化学構造。
（高添一郎編：「歯を守る」甘味料．オーラルケア，東京，44，1997より改変して引用）

性グルカンの合成阻害（パラチノース、トレハロース、マルチトール）、プラークの糖代謝阻害（ソルビトール）、ミュータンス連鎖球菌レベルの低下（キシリトール）、プラーク緩衝能の増強およびプラークpHの上昇、エナメル結晶の再石灰化作用（キシリトールなどの糖アルコール）などの抗う蝕性によって、非および低う蝕誘発性の代用糖として利用されているものが多くあります。

消化・吸収やエネルギーに関して、単糖・二糖類は1gあたり4kcalのエネルギーを有し、小腸で消化吸収されます。フラクトオリゴ糖などは小腸では分解されず、大腸の腸内細菌により分解されて吸収されます（約2kcal）。糖アルコールの場合は大腸で一部分解されるもの（マルチトール・ラクチトール；2kcal、ソルビトール・キシリトール；3kcal、エリスリトール；0kcal）もありますが、大量に摂取すると下痢を起こす場合があります。ステビアにはエネルギーはなく、アスパルテームは甘味度が非常に高く極少量しか摂取しないため、エネルギーはないとみなせるので、ダイエット甘味料として用いられます。

I 食生活から

表2 菓子のう蝕誘発能による分類（松久保ら）

菓子の基質としての性質		菓子の作用時間としての性質		食品名
プラーク形成能（PFA）	酸産生能（APA）	摂取中の作用時間（IT）	嚥下後の作用時間（CT）	
高	高	中	高	トフィー、キャラメル、ヌガー
高	高	高	低	キャンディー、氷砂糖、ガム
高	高	低	高	ウェハース、あん入り餅、カステラ、チョコビスケット、甘納豆、ようかん、ビスケット
高	高	低	中	まんじゅう、チョコレート、かりんとう、クッキー
高	高	低	低	水あめ、ケーキ、ジャム、ゼリー
中	中	低	低	バニラアイスクリーム
低	低	低	高 or 中	ポテトチップ、せんべい、えびせん、チョコレート（ソルビット使用）、クッキー（カップリングシュガー使用）

（高添一郎編：「歯を守る」甘味料．オーラルケア，東京，44，1997より改変して引用）

表3 各種飲料品のpH（松久保ら）

	pH			試料数
	平均値±SD	最小値	最大値	
清涼飲料	3.33 ± 0.44	2.54〜4.19		51
炭酸飲料	3.15 ± 0.42	2.67〜4.2		27
果汁飲料	3.53 ± 0.35	3.08〜4.26		13
乳酸菌飲料・発酵乳	3.93 ± 0.35	3.45〜4.4		11
乳飲料	6.55 ± 0.22	6.24〜6.78		6

（高添一郎編：「歯を守る」甘味料．オーラルケア，東京，44，1997より改変して引用）

表4 加工食品う蝕誘発性の評価方法（特定保健用食品）

■効果に関連する成分について
　◆試験管内試験
　　・ミュータンス・レンサ球菌群ならびにヒト歯垢による発酵性
　　・ミュータンス・レンサ球菌群の発育に及ぼす影響
　　・不溶性グルカン合成の有無
　◆動物におけるう蝕誘発性
　◆ヒトでの実験
　　・含嗽法による歯垢pHの変化
　　・プラーク形成能
■食品について
　・上記成分の試験管内試験と同項目（食品の水溶液使用）
　・上記成分のヒトでの実験と同項目

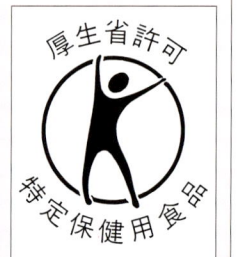

（高添一郎編：「歯を守る」甘味料．オーラルケア，東京，31，1997より改変して引用）

表5 加工食品う蝕誘発性の評価方法（トゥースフレンドリー協会）

■食品について
　◆pHテレメトリーによって、生体内でのプラークpH変化を測定
　◆食品摂取後30分以内にpH5.7以下にならない
　◆ショ糖溶液含嗽でpH5.0以下になる4名の被験者を必要とする

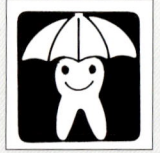

（高添一郎編：「歯を守る」甘味料．オーラルケア，東京，32，1997より改変して引用）

3．食品のう蝕誘発性の評価方法と表示

　松久保らは、食品のう蝕誘発性に関わる性質を評価するために微生物に対する基質としての食品の作用から「プラーク形成能」と「酸産生能」を、基質の作用時間として「摂取中の作用時間」と「嚥下後の作用時間」の計4項目を基準としています[1]。各食品については表2に示すようなう蝕誘発能であることが知られています。また、糖の含有量が少なくても、飲料の場合は乳酸菌飲料、果汁飲料、炭酸飲料およびスポーツドリンクなどpHの低いものが多く（表3）、その摂取頻度や摂取方法（哺乳ビンの使用）により、歯質を脱灰する可能性は強くなり要注意です。

　う蝕誘発性のない、または低い食品として表示とロゴを記すことを認定する日本の機構には、厚生省の特定保健用食品（表4）と日本トゥースフレンドリー協会の"カサマーク"（表5）があります。消費者にとってわかりやすい表示ですが、現在、市販されている食品についている表示には紛らわしいものも多いので、内容を確認することが必要です。

参考文献
1) 髙添一郎　編：「歯を守る」甘味料．東京，オーラルケア，31-32, 47, 63, 107, 1997.
2) 全国歯科衛生士教育協議会　編：新歯科衛生士教本（栄養指導・生化学）．医歯薬出版，東京，94-95, 134, 2000.
3) カウコ K. マキネン，鈴木章，福田雅臣：キシリトールのすべて．日本フィンランド虫歯予防研究会，東京，1997.

● II　機械的コントロールから

1-①　歯ブラシの分類と選び方

1．歯ブラシによるプラークコントロールの意義

　プラークコントロールの意義は、以下の4つの側面からとらえることができます。
①社会的マナーとして（社会生活を快適に送るための基本的マナー）
　歯ブラシによるプラークコントロールは、清潔の習慣として位置づけられ、人と接するうえで必要な基本マナーです。また、生涯快適で健康な社会生活を送るうえでも重要です。
②疾患の予防として（う蝕や歯周病などの予防）
　う蝕や歯周病の主な原因であるプラークの付着を抑制・除去し、病原性を低めることにより健康な歯や歯肉を維持します。
　また、口腔内は細菌が増殖しやすく、誤嚥性肺炎など全身疾患の原因となることが最近わかってきました。高齢者など、免疫力の低下した人にとって、細菌叢であるプラークをコントロールする意義は重要です。
③疾患の治療として（COの改善と歯周病の治療）
　プラークコントロールは、初期のう蝕（ホワイトスポットなど）であるCOを改善する有力な手段です。さらに歯周病の治療には歯ブラシによるプラーク除去と歯肉マッサージが欠かせません。
④治療後のメインテナンスとして（根面う蝕や歯周病の再発防止）
　治療後のメインテナンスとして、歯周の維持管理、二次う蝕や根面う蝕の防止にプラークコントロールは決定的な役割を果たしています。
　このような側面から行われるプラークコントロールの主要清掃用具は「歯ブラシ」です。しかも、近年、歯科衛生士の指導対象はすべてのライフステージに及ぶことから、口腔内状況や対象に応じた道具としての「歯ブラシ」の使用目的を見極め、適切なものを多くの種類の中から選べるだけの知識を持つことが必要です。
　今回は、「歯科用」を中心にまとめてありますが、実際には「歯科用」だけではなく、スーパーやコンビニエンスストアなどでも、「一般向け」にさまざまなものが販売されています。患者の選択した歯ブラシを否定するのではなく、本稿を参考に、応用問題としてとらえ、上手に選び、使えるよう指導していくことが大切です。

2．道具としての歯ブラシの役割と期待する効果

　まずは、歯ブラシの用具としての役割を考えてみましょう。歯ブラシの役割は、乳幼児期から成人期にかけては疾患予防としての位置づけが大きく、壮年期から成人期にかけては治療後のメインテナンス、また特に介護が必要になるにつれ、その役割や期待する効果は多岐にわたっていきます。
　例えば、それがう蝕予防を主体とするのか、歯周疾患への対応なのか、矯正治療中の疾病予防なのか、

表1 歯ブラシの用具としての役割と効果

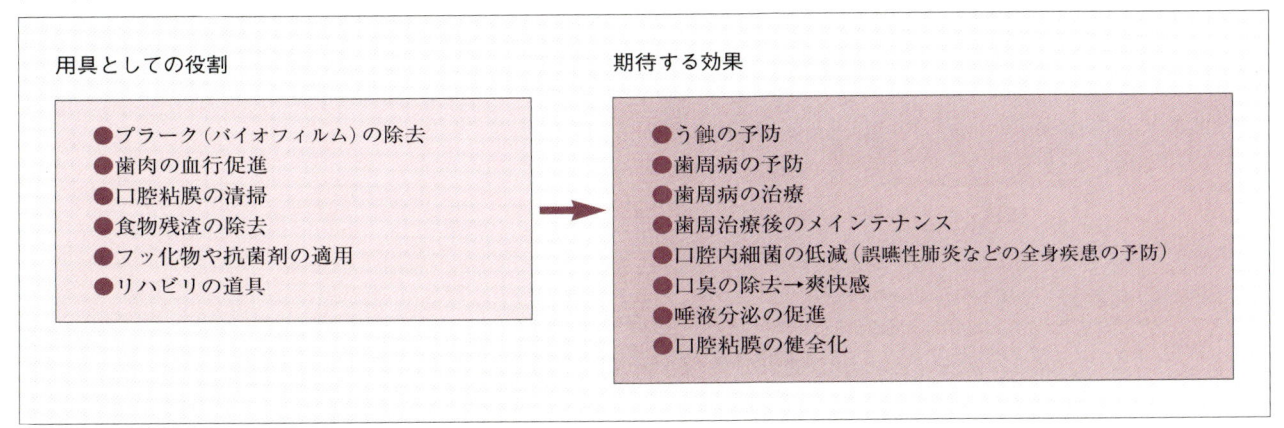

用具としての役割
- プラーク（バイオフィルム）の除去
- 歯肉の血行促進
- 口腔粘膜の清掃
- 食物残渣の除去
- フッ化物や抗菌剤の適用
- リハビリの道具

期待する効果
- う蝕の予防
- 歯周病の予防
- 歯周病の治療
- 歯周治療後のメインテナンス
- 口腔内細菌の低減（誤嚥性肺炎などの全身疾患の予防）
- 口臭の除去→爽快感
- 唾液分泌の促進
- 口腔粘膜の健全化

もしくは在宅高齢者の口腔粘膜ケアに対するものなのかによって、歯ブラシに期待する効果は変わります（表1）。それによって歯ブラシの硬さや握りやすさ、毛の長さなどを選択していくことが必要です。そのうえ、歯ブラシは磨き方にあわせて選択することも必要ですから、さらに複雑になります。

3. 歯ブラシのいろいろ

歯ブラシは目的や使用場所、個々人の習慣や好みなどを考慮して選択します。ここでは歯ブラシの基本的知識と選択するためのポイントについて解説します。

（1）植毛

1）毛の種類

最近では、ナイロン毛の歯ブラシが主流です。ナイロン毛は加工しやすく、必要に応じた太さのフィラメントが作れること、乾燥しやすく清潔に保てるなどの利点があるためです。また、ごく最近では清掃効果を高めるため、毛先の形を加工しやすいPBT（ポリブチレンテレフタレート）を使った歯ブラシが出始めています（例：フラットテーパード加工、スーパーテーパード加工など）。

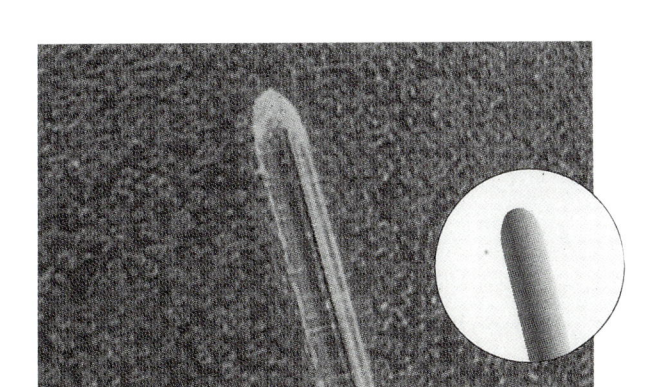

図1 ラウンド加工。

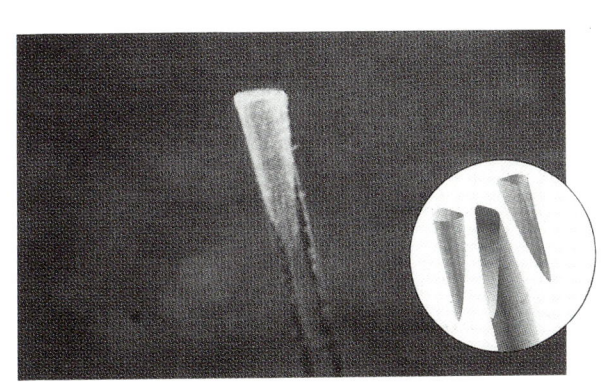

図2 フラットテーパード加工。

II 機械的コントロールから

表2 表示と「品質表示」が一致しない例

家庭用品品質表示	やわらかめ　ふつう　　かため
EX slimhead 32, 33	Ⓢ　Ⓜ　Ⓗ

2）毛先の形状

毛先の形状には図1、2のように、ラウンド加工（毛先まるめ）、フラットテーパード加工、スーパーテーパード加工などいろいろな種類があります。毛先磨きなどの場合には、歯肉を傷つけにくいラウンド加工やフラットテーパード加工の歯ブラシが主流になっています。スーパーテーパード加工は、歯周ポケット内を清掃しやすくなっています。

3）植毛状態

1列、2列、3列、4列植毛などがありますが、1列や2列植毛の歯ブラシは歯肉辺縁周辺、矯正装置周辺などの特別な部位を磨く際に用います。動かしやすく効率的な点からみると、一般的には3列植毛の歯ブラシが適しています。また、4列植毛は効率をより重視しています。さらに、毛束と毛束の間隔が少しあいている歯ブラシは、歯間部に入りやすく清掃しやすくなっています。

4）刷毛の硬さ

毛の硬さは1本、1本のフィラメントの太さと長さ、本数、毛束の数によって異なります。「家庭用品品質表示法」で定められた基準により、「かため」「ふつう」「やわらかめ」がありますが、ブラッシングの目的や方法によって選択します。

プラークコントロールを効率よく行うには、歯ブラシの毛先を使ってプラークを除去する方法が良いとされています。この場合は「ふつう」の硬さの歯ブラシが効率的です。歯肉に炎症があり、赤く腫れて痛みがある場合は「やわらかめ」を使用し、炎症が治まったら「ふつう」の硬さの歯ブラシにします。さらに高齢者は口腔粘膜が傷つきやすいため「やわらかめ」の歯ブラシが適しています。ただし、商品に表示されているS（ソフト）、M（ミディアム）、H（ハード）と、「家庭用品品質表示」の毛の硬さが一致していない場合があります（例：表2）。それは「家庭用品品質表示」の毛の硬さ測定では毛の長さが7mmに規定されているためであり、実際の硬さで目的に適った選択をした方が良いでしょう。

5）毛の長さ

毛の長さは磨き方によって使い分ける必要があります。歯ブラシの毛先を使う磨き方では、長いものでは安定が悪く、臼歯部頬側などが特に磨きにくくなります。最近ではあまり指導されていませんが、ロール法など毛束の脇腹を使う方法では逆に毛の長いものが使いやすくなります。

6）刷掃面の形

刷掃面の形にはストレート型、凸凹型などがありますが、あらゆる部分に毛先が届きやすく、確実にプラークを除去できることからストレート型が多く使われています。凸凹型は部位によって使いやすさに違いがあるため、その特徴を生かして使い分けることが大切です。

（2）ヘッド

1）ヘッドの形態

狭い口の中でも動かしやすいように、最近では小さなヘッドの歯ブラシが増えています。ヘッドの形態は角張ったもの、丸みを帯びているものがあります。一般的には、丸みを帯びた形の方が最後臼歯部に届きやすく、使いやすいでしょう。

また、ヘッドの厚さが薄いほど、最後臼歯部遠心や臼歯部頬側歯間乳頭部などに毛先が届きやすく、プラークコントロールがしやすくなります。現在では、材料の改良により薄型（3.9mm）のヘッドの歯ブ

ラシが開発されたり、強い材質になったためヘッドの外形線ぎりぎりまで植毛ができるようになり、「より薄いヘッド」を実現するための技術革新が続いています。

また、手指が不自由でしっかり握れない方には、柄が太いものや握りやすいように変形させることができる歯ブラシもあります。極端な形をしたハンドルは口腔内の特定部位には使いやすくても、他の部分では逆に使いにくい場合もあります。

（3）ハンドル

1）ハンドルの形態

ハンドルの形は内側にカーブしているものや、外側にカーブしているもの、ストレートのものまでさまざまです。もっとも大切なことは、手にフィットし、握りやすく動かしやすいことです。最近では持った時に親指が安定しやすいように、ハンドル部を滑りにくくした形の歯ブラシもあります。子どもには、柄が太くやや短めの歯ブラシがよいのですが、保護者が子どもの歯を磨いてあげる「仕上げ磨き」用は、ペングリップで把握でき、口腔内がよく見えるよう少し長めの歯ブラシが適しています。

（4）ネック

1）ネックの形態

以前はハンドルの太さと同じものが多かったのですが、材料の改良により細く長く弾力のあるネックが開発されています。ネック部が細く長い方が歯列や口唇に対し、ブラッシング動作が邪魔されることなく、毛先のコントロールがうまくできます。また、臼歯部を磨くときにも、指や歯ブラシが前歯や口唇を刺激して過剰に唾液が分泌するということがないため、長時間のブラッシングが可能になります。

4．患者さんにあわせて選ぼう

（1）ライフステージにあわせた歯ブラシの選び方

患者さんに適した歯ブラシを選択する際には、年齢もひとつの基準となりますが、口腔内の状態やそれまでの習慣、手の器用さなども考慮して選択することが大切です。

1）乳幼児用歯ブラシ（図3）
①仕上げ磨き用歯ブラシ

乳歯が生えてきたら保護者の方が「仕上げ磨き用歯ブラシ」を使用して磨きます。この歯ブラシの特徴は、

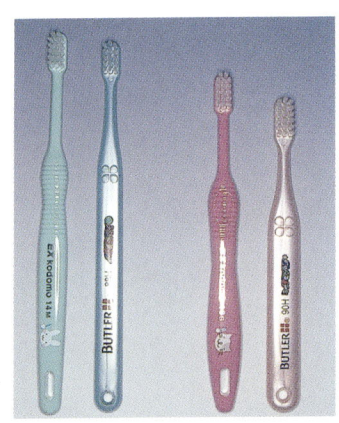

図3　左：仕上げ磨き用歯ブラシ（大人がペングリップで持ちやすく口腔内が観察しやすいロングネック）。右：乳幼児用歯ブラシ（子どもが握りやすく、長方形のヘッドで咬合面が磨きやすい）。

II 機械的コントロールから

表3 子ども用歯ブラシの毛の硬さの選択基準

特徴	対象	仕上げ磨き用	乳幼児用	小学校低学年用	小学校高学年用
S	歯肉炎にかかっている			○	○
S	歯磨きをいやがる	○	○	△	
S	ブラッシング圧が強い	○	○	○	○
M	しっかりとプラークを除去する	○	○	○	○

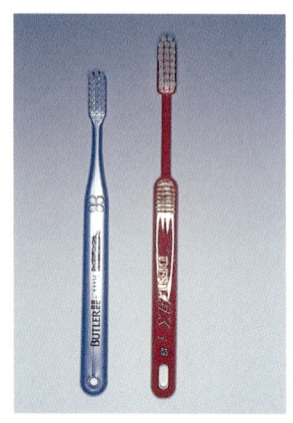

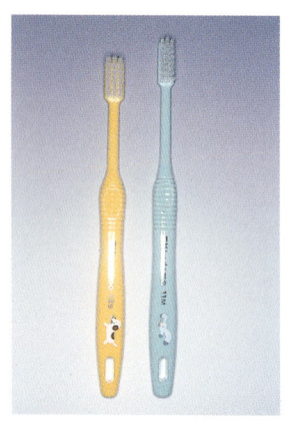

図4-a、b 学童用歯ブラシ。大人用よりもネックが短く持ちやすい(図4-a(左))。低学年の選択基準は、乳幼児よりネックが長く、第一大臼歯咬合面が磨きやすいこと(図4-b(左))。高学年は歯間部、歯頸部など細部が磨け、第二大臼歯まで届くこと(図4-b(右))。

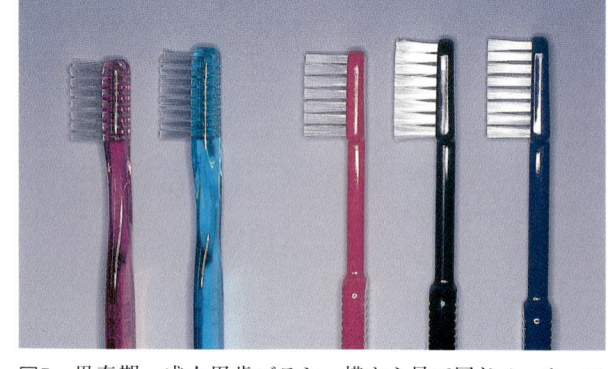

図5 思春期—成人用歯ブラシ。横から見て同じメーカーでも番号により大きさが少しずつ異なる。

a. ヘッドが小さいこと
b. 大人がペングリップで持ちやすいこと
c. 口腔内を観察しながら磨けるようネックが細く、長いこと

です。乳幼児用の歯ブラシで磨いてあげることも可能ですが、子どもが「模倣磨き」の際に歯ブラシを噛んでしまうことが多いため、すぐに開いてしまいます。そのような場合は、子ども用と分けた方が経済的です。

②乳幼児用歯ブラシ

乳幼児用の歯ブラシには、対象年齢などの記載がありますので参考にするとよいでしょう。この歯ブラシの選択基準は、

a. 太くてラウンドハンドルなどしっかり握れること
b. ネックが安定していて磨きやすいこと
c. 長方形に近いヘッドで咬合面を磨きやすいこと

などです。また、子どもが楽しく歯磨きできるようキャラクターや色も選択の大切なポイントです。

「S：やわらかい」歯ブラシは、毛先の形を加工しやすいPBT毛を使用し、フラットテーパード加工することにより、毛先の反発が小さく、やさしい磨き心地になります。「S：やわらかい」「M：ふつう」の選択方法は表3を参考にしてください。

2) 学童用歯ブラシ (図4-a、b)

①低学年用歯ブラシ

学童期は乳歯と永久歯の交換期です。低学年の間は第一大臼歯のう蝕予防がポイントになるため、乳幼児用よりネックが長く、咬合面に安定して当たるよう長方形に近いヘッドの歯ブラシを選択します。

②高学年用歯ブラシ

高学年では歯磨きが自立する時期です。歯頸部や歯間部、歯列不正部位など細部まで効率的に磨けるよう、低学年用より細くて長いヘッドが適しています。第二大臼歯が萌出したら、奥まで磨きやすい長いネックの歯ブラシが効果的です。歯ブラシの硬さの選択方法は、表3を参考にしてください。

表4　効率重視の歯ブラシ

ヘッドの大きさと植毛（実物大）	対象	特徴
	一般成人用	歯磨き時間が十分にとれない人には効率的に磨けます。また、歯磨きのテクニックが上達しない場合は小さいものより大きい歯ブラシが磨きやすくなります。巧緻度が低下している高齢者にも大きい歯ブラシが適しています。この場合はSの軟らかい歯ブラシを選択します。
	ヤング向け	コンパクトヘッドのため口腔が小さい人や中高生に適しています。

表5　部位重視の歯ブラシ　ヘッドの幅が狭く歯間部に毛先が入りやすい歯ブラシは歯頸部、歯根部などのプラークが効率的に除去できます。

	対象	特徴
	一般成人用	歯頸部のプラークが多い人、根面う蝕や歯周病の予防などのために臼歯部も含め効率的に磨きたい方は、歯頸部にフィットしやすい幅の狭いヘッドで、歯間部まで毛先が届きやすい毛束と毛束の間隔が少しあいている刷毛の歯ブラシを選択します。
	一般成人〜ヤング向け	

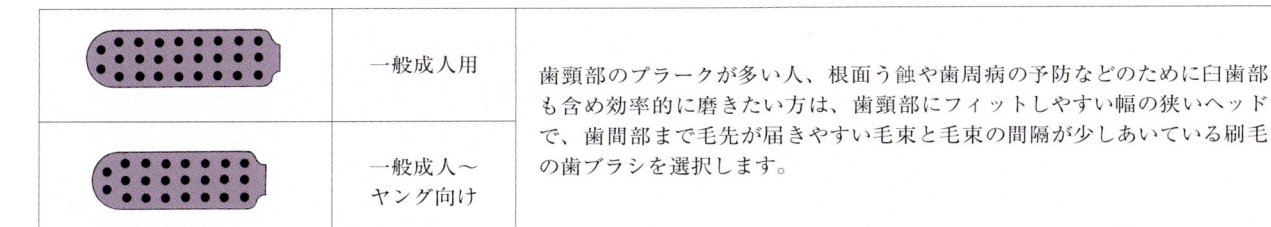

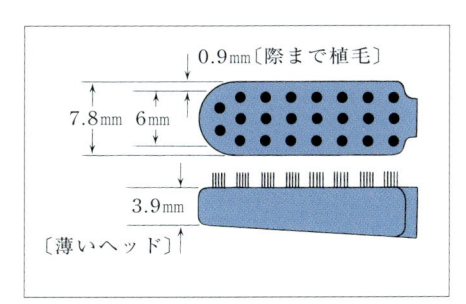

図6　臼歯部や歯頸部に当たりやすいヘッドの型の特徴。

図7　細長いネック。

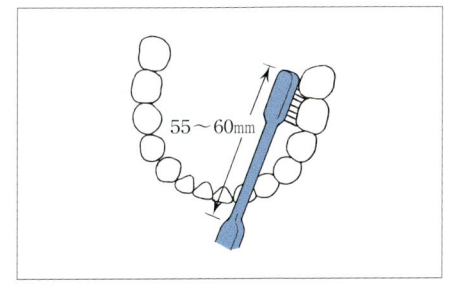

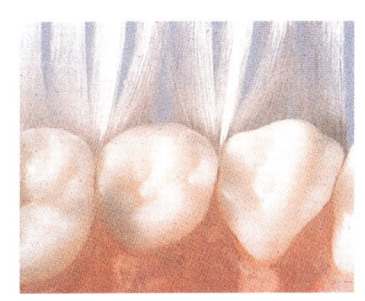

図8　歯間部まで毛先が届くための特徴（毛束と毛束の間隔が少しあいている）。

③中学生用歯ブラシ

　中学生でも口腔が小さい場合は、高学年用の歯ブラシが適しています。大人という意識が強い場合は、成人用の小さなヘッドの歯ブラシを選択します。

3）思春期−成人用歯ブラシ（図5）

①効率重視の歯ブラシ（表4）

　ヘッドの幅が広い歯ブラシは、全体的に効率的に磨けます。

②部位重視の歯ブラシ（表5）

　ヘッドの幅が狭く、歯間部に毛先が入りやすい歯ブラシは、歯頸部や歯根部など細部のプラークも効率的に除去できます。

<特徴>

①臼歯部や歯頸部に当たりやすいヘッドの型の特徴

　図6のように薄く丸型のヘッドは、最後臼歯まで磨きやすいだけでなく、ヘッドの幅が狭いことにより、歯頸部に当たりやすくなります。

　ネックが、細長いことによって前歯や口唇に歯ブラシのハンドルが当たることなく、臼歯部の清掃が確実になります（図7）。

②歯間部まで毛先が届くための特徴

　毛束と毛束の間隔が少しあいている歯ブラシは、歯間部に入りやすくなっています（図8）。

③歯ブラシの硬さ選択の主なポイント

　表6に示します。

4）高齢者用歯ブラシ

　高齢者の口腔粘膜は脆弱化しているため、軟らかめの歯ブラシを選択します。また、歯磨きの巧緻度

Ⅱ　機械的コントロールから

表6　歯ブラシの硬さ選択の主なポイント

H：かため	毛の脇腹を使う磨き方
M：ふつう	一般的（毛先磨きに適している）
S：やわらかめ	ブラッシング圧の強い方 歯肉に炎症があり痛みのある方

表7　矯正治療中の歯ブラシ選択の主なポイント

ヘッドの大きさと植毛の特徴	選択ポイント
	矯正治療中の歯ブラシのスタンダードです。 少し小さめのヘッドは、子どもや口腔の小さな子どもに適しています。
	同様に植毛部がU字型カットのためブラケットを傷つけることなく装置周辺のプラークを確実に除去できます。上図よりヘッドが大きく効率的です。
	硬めで間隔がやや広めの2列植毛の幅の狭いヘッドの歯ブラシは、小さな矯正装置周辺を2列の植毛の間にワイヤーを挟み込むように毛先を当てて磨く方法に適しています。 さらに歯頸部の清掃にも適しています。
	小型化するブラケットに対応した小さなヘッドと「ななめ植毛＆山型カット」により、毛先をワイヤーの下に入れたりブラケットの中を磨くのに適しています。
	前歯舌側や臼歯遠心部に届きやすいようネックに角度がついています。 さらに植毛は歯間部に入りやすい山型カットのため磁性アタッチメントの根面板やインプラントアバットメント部、最後臼歯の遠心、叢生部位、コーヌスクローネの内冠のプラーク除去に適してます。
	ソフトでありながらしっかりした毛腰の歯ブラシはインプラントアバットメント部など通常の歯ブラシでは届きにくい部位のプラークコントロールに適しています。

が低下するため、ハンドルが太めで持ちやすく、ヘッドが大きい方が安定して磨けます。一部介助、全介助は70〜72ページを参照してください。

（2）使用目的別の歯ブラシの種類と選び方

1）矯正用歯ブラシ

矯正治療中は、口腔内に人工的な不潔域が増し、プラークコントロールが難しくなるため、矯正装置にあわせた歯ブラシを選択します（表7）。

1-① 歯ブラシの分類と選び方

表8 矯正用歯ブラシの他の目的での使用例

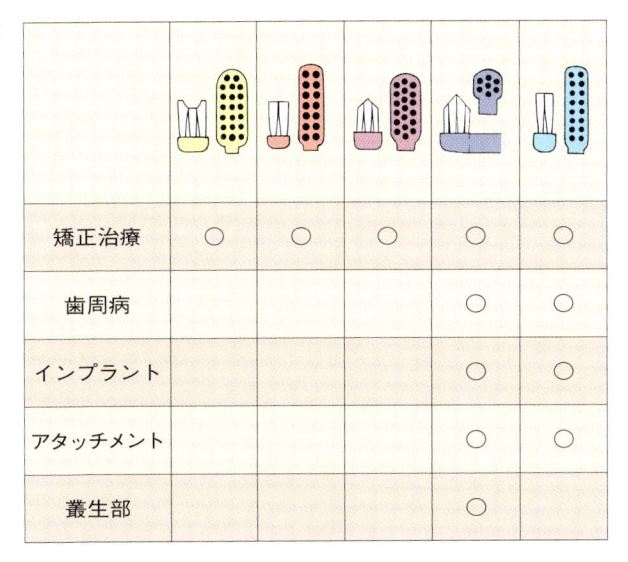

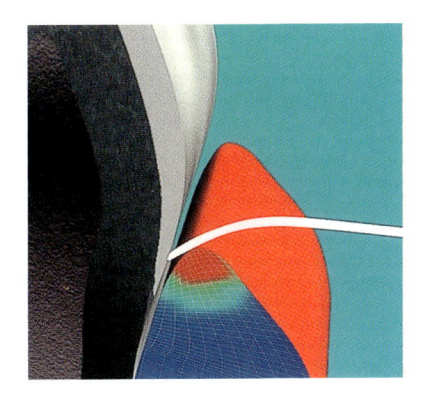

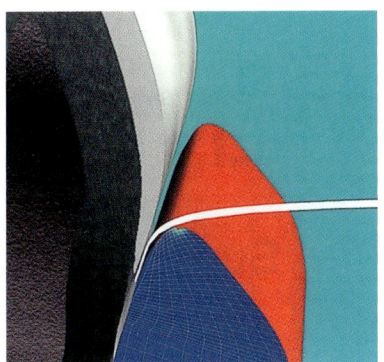

矯正治療	○	○	○	○	○
歯周病				○	○
インプラント				○	○
アタッチメント				○	○
叢生部				○	

図9 テーパード毛。
図10 スーパーテーパード毛。

表9 歯周治療用歯ブラシの用途と適した使用部位

用途／部位	形状／毛の硬さ	ふつう	ややかため	ふつう
用途	歯周病の治療とメインテナンス	◎	○	◎
	インプラント治療のメインテナンス	○	○	◎
部位	矯正装置装着部位	○	○	◎
	知覚過敏楔状欠損部位	◎	○	○
	歯ブラシの入りにくい歯間部	○	◎	○

(◎もっとも適している部位、○適している部位)

＜参考＞
　矯正用歯ブラシを他の目的で使用する例を表8にあげておきます。

2）歯周治療用歯ブラシ
　最近では、植毛の材質の改良により、歯周ポケットにも毛先が届きやすいスーパーテーパード加工した歯ブラシが歯周治療用として開発されています。

Ⅱ 機械的コントロールから

図9のようにテーパード毛では歯周ポケットの入り口までしか届かないのに対し、毛先をさらに細く、しなやかにするスーパーテーパード加工のものは、図10のように歯周ポケットの中に入りやすい形状になっています。なお、ヘッドの形状や毛先の硬さの違いにより、表9を参考に選択します。

3）電動歯ブラシ

現在さまざまな形や動きをする製品が市販されています。握力や運動機能の低下で巧みな上肢の動きができない高齢者のみならず、ブラッシングのモチベーションや歯ブラシによるプラークコントロールがうまくいかない方にも適しています。最近では蓄電池を使用した防水性のコードレスの製品がほとんどです。動き方の種類には以下のものがあります。

①回転運動型

丸型のヘッドで毛束や植毛部が反転運動をする。

②前後左右振動型

通常の歯ブラシに近いヘッドで、小刻みの前後運動をするものや前後と左右の振動が交互に切り替わるものもある。

③超微振動型

毛先が200～300HZの超高速で微振動する。さらに、超音波（1.6MHZ）で歯垢を崩壊して落とす新技術が注目されている

などがあります。電動歯ブラシのモーターの回転数は毎分1,000～4,000回転であり、②の場合で手動の歯ブラシの運動量の10～20倍に相当します。

以上の特徴を考慮し、使用者の口腔状態や歯磨き習慣と技術をふまえ、好みなどもあわせて選択することが大切です。特に高齢者に対しては、

①軽い

②太くて握りやすいハンドル

③動きがやや遅い

ことなどが選択のポイントになります。

＜注意＞

電動歯ブラシも市販の歯ブラシと同様、使用方法についての指導が必須です。

①毛先の当て方

歯と歯頸部に当てる方法を手鏡で確認します。

②動かし方

基本的に動かす必要はありませんが、ほんの少しずつゆっくり動かしながら移動することによりさらに効率的にプラークが除去できます。ただし、大きく動かしたり、力を入れすぎないことが大切です。

③歯磨剤

動き方の種類によっては、練り歯磨剤より液状または泡状の方が飛び散ることなく磨けます。

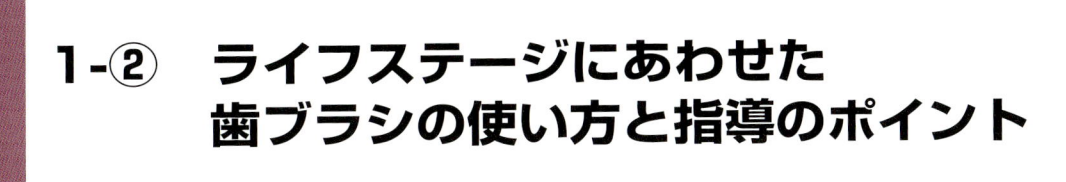

● Ⅱ　機械的コントロールから

1-②　ライフステージにあわせた歯ブラシの使い方と指導のポイント

1．ライフステージにあわせた歯磨きの発達段階

　表1に年齢に応じた歯磨きの発達段階を示し、各段階の目標と家庭での歯磨きの指導ポイントをあげておきます。なお、表中にあるステージの年齢は、「保護者・介護者とのかかわり」の分類しやすい場所で区切り、あくまでも目安として示します。

表1　歯磨きの発達段階と目標

ステージ（年齢目安）		保護者・介護者とのかかわり	目標	●特に注意する疾患傾向 ○家庭での歯磨きの指導ポイント
乳児期	1歳前後	保護者磨き（全面的に磨いてあげる）	・歯磨きの習慣づけ	●上顎乳前歯のう蝕 ○うがいの練習開始
乳児期	2歳前後	保護者磨き＋模倣磨き（兄弟や大人のまねをして磨く）	・歯磨きの練習開始	●乳臼歯の咬合面のう蝕 ○前歯の外側と奥歯の咬合面を磨く ○上手に口を開けて見せることができる ○フッ化物配合フォームまたは洗口剤を使用する
幼児期	3〜5歳	練習磨き（歯磨きの練習をしながら磨く）＋仕上げ磨き（子どもの不十分なところを保護者が補って磨いてあげる）	・食べたら磨く習慣の確立	●乳臼歯の歯間部のう蝕 ○いつ歯を磨くかわかる
学童期	6〜8歳	練習磨き＋点検磨き（永久歯を中心に仕上げ磨きをしながら、自立できるように指導する）	・寝る前の仕上げ磨きの継続 ・歯磨きの自立の促進	●永久歯（第一大臼歯）のう蝕 ●上顎前歯のう蝕 ○忘れずに自分から磨くようになる ○永久歯の生え変わりにあわせて工夫して磨くことができる ○フッ素入り歯磨剤を使用する
学童期	9〜11歳	自立磨き（子ども自身が主体的にすべての歯を磨く）	・磨き残しのない歯磨きの促進	●小臼歯、第二大臼歯のう蝕 ●歯肉炎の発症 ○歯頸部、歯冠部や歯列を合わせて工夫して磨くことができる
思春期	12〜19歳	自立磨き（主体的にすべての歯を磨く）	・規律ある生活（食生活）の見直しと歯磨き習慣の再構築	●歯間部のう蝕 ●歯肉炎の進行 ○歯肉の観察と歯垢付着部位を確認できる ○デンタルフロスを使用する
成人期	20〜39歳	↓	・多忙の中での効率的な歯磨きの習得	●う蝕や歯周病の重度化 ○口腔個々の危険ゾーンを理解・解決できる ○歯間清掃用具を使用する
壮年期	40〜59歳	↓	・歯間部歯頸部のプラークコントロールの徹底	●根面う蝕の発生と歯周病の悪化 ●喪失歯の増加 ○補綴物や歯頸部のプラークを除去できる ○歯間ブラシを使用する
老年期	60歳〜	自立／一部自立／全介助　↓	・歯磨きの巧緻度の低下にあわせた磨き方の習得 ・自立支援と介助者との役割分担の明確化	●歯の喪失の急増期 ●唾液分泌の減少 ○残存歯や義歯が効率的に磨ける ○できない部分は介助磨きを行う

※障害児・者は「介助者とのかかわり」の項を参考にしてください

Ⅱ　機械的コントロールから

(1) 乳幼児期

1) 1歳前後

　乳歯が生えてきたら、生涯にわたる歯磨きの習慣付けを開始します。まずは、保護者が全面的に磨いてあげる「保護者磨き」からスタートです。歯磨きが気持ちよく、楽しいことを印象づけるとともに、歯磨きが生活の一部となるよう保護者に指導します。
　「保護者磨き」の意義と目的としては、
①「歯ブラシ」という異物に慣れ、これからの保護者による歯磨きがスムーズにできるようにする。
②生涯を通してのよい歯磨き習慣を確立するための基礎をつくる。
③乳歯のう蝕を予防する。
④子どもとの毎日のスキンシップにつながる。
　があげられます。
　基本的には、乳歯が生えてきたら「保護者磨き」を開始します。特に、寝る前の保護者磨きは欠かせません。子どもは寝ている時間が長く、その間は唾液の量が減少し、細菌が繁殖しやすくなるためです。しかし、子どもの機嫌が悪いときなど、寝る前にできないときは、夕食後すぐに磨いたり、次の日にタイミングをみて行うのも一案です。また、乳歯の萌出時期はミュータンス菌などが保護者から感染し、定着する時期です。保護者からの口移しを避け、保護者自身が口腔清掃を徹底することも重要です。

2) 2歳前後

　次に歯磨きの練習「模倣磨き」の開始です。自発的に楽しく磨ける雰囲気や環境を整えてあげましょう。子どもが兄弟や大人のものまねをしだしたらチャンスです。ただし、2歳では本人による歯磨きは十分ではありません。必ず「保護者磨き」を加えるように指導しましょう。また、刺激の少ないフッ化物配合の泡タイプ歯磨剤または洗口剤を使用するようにしましょう。

3) 3歳前後

　3歳では、「模倣磨き」から「練習磨き」を開始して、徐々に上手に磨けるように指導します。最初は、う蝕になりやすい乳臼歯の咬合面に歯ブラシの毛先があたるように指導しましょう。また、食べたら磨く習慣を確立するとともに、う蝕予防するために、寝る前の「仕上げ磨き」を効率的に行います。
　4〜5歳になると行動範囲が広がり、甘味摂取回数の増加などから、う蝕が増加します。フッ化物配合歯磨剤を使用するように推奨しましょう。

☞磨き方の実際と留意点はP.50〜56参照

(2) 学童期（6〜11歳）

　学童期は乳歯から永久歯に生え替わる時期であり、一生のうちでもっとも歯磨きが難しい時期です。また、生えたての永久歯は未熟であり、もっとも永久歯のう蝕予防が重要な時期でもあります。事実、小学校高学年までに80％以上の子どもがう蝕に罹患してしまいます。「小学校へ入ったときから歯磨きは自分で！」では、これから一生使う永久歯のう蝕を防ぐことは困難です。小学校低学年（7〜9歳）までは保護者の「点検磨き」が大切です。
　高学年（10歳以上）になって自立磨きができるように、低学年の時期に指導していくことが大切です。

☞磨き方の実際と留意点はP.56〜62参照

(3) 思春期（12〜19歳）

　思春期は学童期よりもさらに食生活や生活のリズムが乱れることが多く、砂糖を含む飲食や就寝前の飲食も増加する時期といえます。厚生省の歯科疾患実態調査によると、日本人のう蝕はこの時期に急増することが示されています。また、歯磨きの習慣も乱れるため、う蝕だけでなく、歯肉炎などの歯周病に対する注意も必要です。特に、若年性歯周炎はこの時期から対応することが極めて重要です。さらに学童期より生活やスタイルが多様化する時期であり、個々人の生活や口腔状態にあわせた的確な指導が重要です。

☞磨き方の実際と留意点はP.63〜64参照

1-② ライフステージにあわせた歯ブラシの使い方と指導のポイント

図1-a｜図1-b

図1-a　唾液分泌とう蝕になりにくい場所。耳下腺が開口している上顎の大臼歯の頬側と、顎下腺や舌下腺が開口している下顎舌側は唾液の恩恵を受け、う蝕になりにくい。

図1-b　唾液分泌とう蝕になりやすい場所。上下前歯部の唇側、耳下腺開口部より後方にある最後臼歯の遠心頬側、唾液が回りにくくう蝕になりやすい。

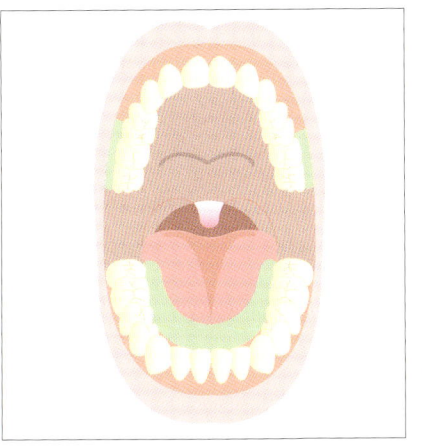

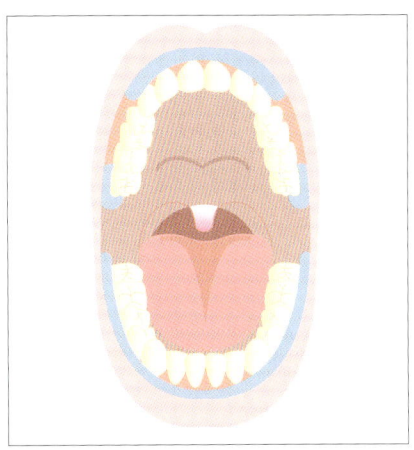

（4）成人期（20〜39歳）

　成人期はう蝕や歯周病が重度化し、歯の喪失へとつながる時期である反面、仕事、子育てなど多忙な時期でもあり、口腔保健よりも優先される事柄が多くなります。したがって、多忙な中でも家庭で励行できる効率的な（短時間で効果が期待できる）プラークコントロールの提案が必要です。そのためには今までの歯磨きに追加し、個々の口腔内にあわせて危険ゾーンを理解させて、その部分を注意深く磨く指導が必要です。

☞磨き方の実際と留意点はP.64〜65参照

（5）壮年期（40〜59歳）

　壮年期はさらにう蝕や歯周病が重度化し、喪失歯が増加します。誤った磨き方や歯周病の進行などにより、根面が露出して知覚過敏や根面う蝕が発生するため、プラークコントロールの対策は歯間部と歯頸部に集中してきます。

　さらにクラウンやブリッジが入っている場合には、歯ブラシによるプラークコントロールに加え、歯間ブラシなどの歯間清掃用具の指導が欠かせません。また、加齢とともに常用する薬剤が増えたり、病気などによりさらに唾液分泌が減少すると、う蝕や歯周病のリスクが増加します（図1-a、b）。

☞磨き方の実際と留意点はP.66〜68参照

（6）老年期（60歳〜）

　老年期は歯の喪失の急増期であり、豊かな食生活と社会生活を営むうえでも残存歯と義歯の両方のプラークコントロールが重要です。さらに唾液分泌が減少し、う蝕や歯周病のリスクが増大する反面、口腔清掃に対する巧緻度が下がり、家庭でのプラークコントロールが上手にできない場合もあります。このような場合はリコールの間隔を早め、PMTCなどによりホームケアの援助をしていくことも大切です。

　さらに全身疾患により、介護が必要となる高齢者も増加します。できるだけ本人の自立を優先し、リハビリを促すことが必要です。できない部分だけ介護者による口腔ケアを行いますが、負担にならないような配慮が重要です（全介助の必要な口腔ケアはP.71参照）。

☞磨き方の実際と留意点はP.69〜72参照

2．乳幼児期：「模倣磨き」「保護者磨き」の実際と留意点

(1)「模倣磨き」「保護者磨き」での留意事項

前述したように1～2歳前後には「保護者磨き」のみの時期、「模倣磨き＋保護者磨き」の時期があります。

上顎前歯部（歯間部、歯頸部）と臼歯部（咬合面）は、う蝕の好発部位です。特に1～2歳の頃は、上顎乳歯前歯がう蝕になりやすい時期です。その後は萌出してくる乳歯にあわせて徐々に磨く場所を増やしていきます。乳臼歯が萌出すると、咬合面はう蝕の好発部位となります（図2）。

①「模倣磨き」の留意事項

2歳前後になると、兄弟や大人の行動に興味を持ち、歯磨きなどもまねしたがります。これは自分で歯を磨こうとする行動の芽生えであり、歯磨きの自立に向けた第一歩です。この時期をうまくとらえて生涯にわたりよい歯磨きの習慣の基礎をつくることは極めて重要なことです。自発的に楽しく磨ける雰囲気や環境を整え、ときには保護者が意識的に磨く場所や方法を見せて、まねするように働きかけます（歯磨きの練習の開始）。

②「保護者磨き」の留意事項

子どもが歯磨きのまねをしていても、磨けているとは限りません。寝る前には必ず「保護者磨き」を加えるように指導しましょう（子どもが嫌がるときの対応はコラム②参照）。

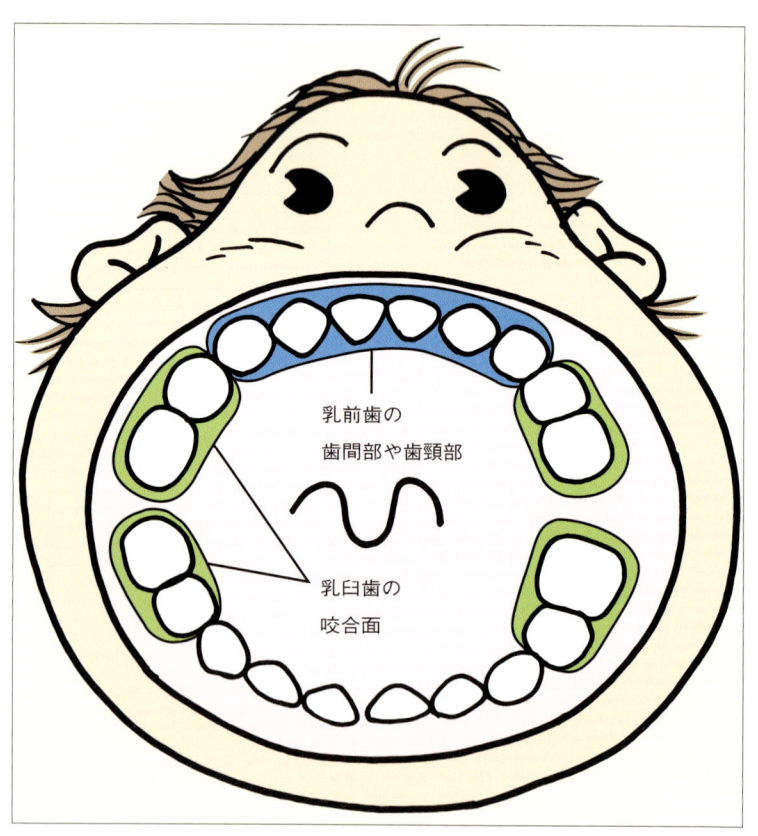

図2　乳歯列のう蝕好発部位。

1-② ライフステージにあわせた歯ブラシの使い方と指導のポイント

（2）1歳前後の保護者磨きの基本

1）姿勢

きちんと磨くためには、子どもの頭を固定することがポイントです。子どもを寝かせて、頭をひざの上にのせ、後ろから頭を安定させて磨きます。頭が安定しないと、歯ブラシを持っていない手で頭を支えなくてはいけないため、唇の排除がしにくくなります。口の中が見やすく、磨いてあげるのに楽な姿勢は、寝かせた姿勢です（図3）。

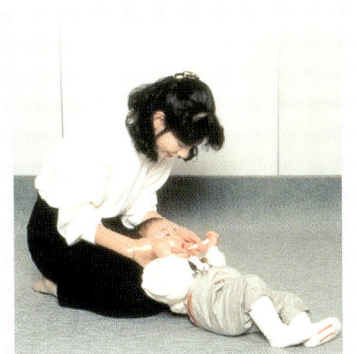

図3

2）唇や頬の排除

歯ブラシを持っていない手で唇や頬を軽く排除して、磨く場所を確認します（特に上顎前歯を磨くときは、上唇小帯を傷つけないように指でガードしながら磨きます）（図4-a、b）。

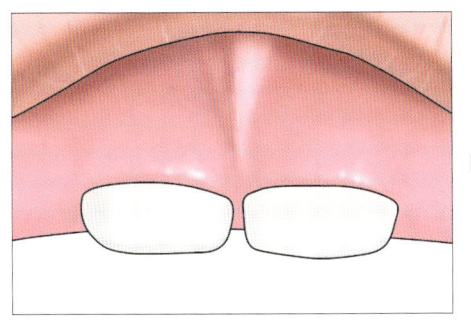

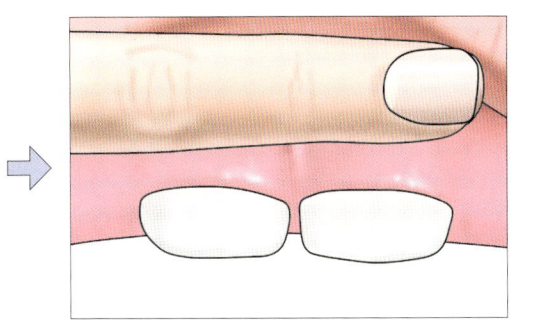

図4-a｜図4-b

図4-a、b　上唇小帯が発達している場合は上唇小帯を傷つけないように指でガードして磨く。

3）乳前歯の磨き方

①えんぴつを持つように軽く歯ブラシを持つ（力の加減がしやすくなります）。

②歯ブラシの毛先を歯に直角に当てる（歯と歯肉の境目に当たっていることを確認します）。

③軽い力で横に小さく動かして磨く（図5-a、b）。

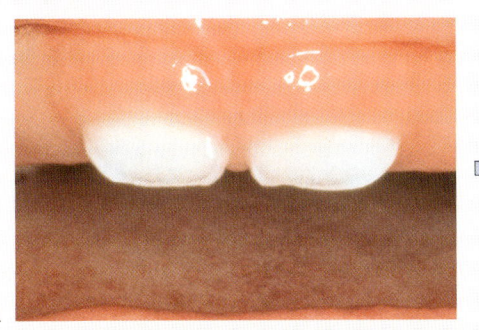

図5-a｜図5-b

図5-a　上顎乳前歯が生えてきたら…。

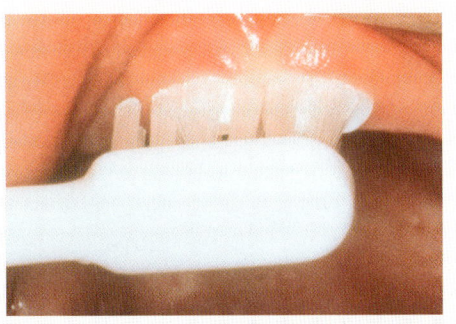

図5-b　歯ブラシの毛先を歯に直角に当てて軽い力で横に小さく動かして磨く。

51

Ⅱ　機械的コントロールから

（3）2歳前後の保護者磨きの基本

1）第一乳臼歯の磨き方

①えんぴつを持つように軽く歯ブラシを持つ（操作がしやすくなります）。

②咬合面まで生えてきたら、くぼんでいる溝まで歯ブラシの毛先を届かせて前後に動かして磨く（歯肉を傷つけないように注意して磨きましょう）（図6-a～d）。

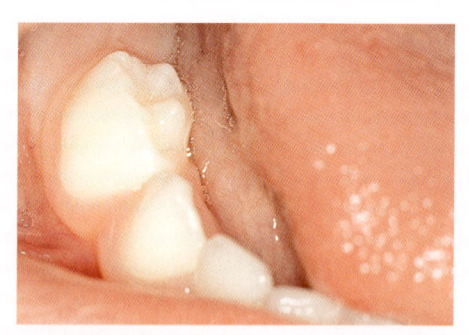

図6-a　第一乳臼歯が生えてきたら…。

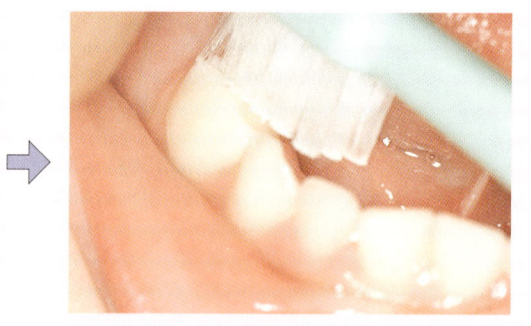

図6-b　咬合面のくぼんでいる溝まで歯ブラシの毛先を届かせ、前後に磨く。

2）第二乳臼歯の磨き方

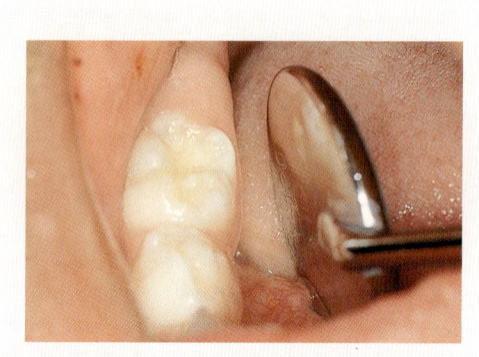

図6-c　第二乳臼歯が生えてきたら…。

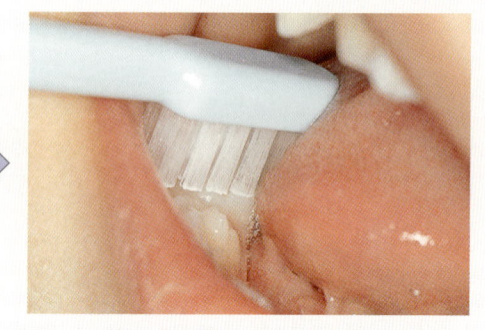

図6-d　第二乳臼歯の生え始めは背が低いため、歯ブラシを横から入れて、咬合面をていねいに磨く。

3．幼児期：「仕上げ磨き」の実際と留意点

（1）「仕上げ磨き」の留意事項

　幼児期には、本人の歯磨きを「模倣磨き」から「練習磨き」へと移行させます。また、保護者も「保護者磨き」から「仕上げ磨き」へと歯磨きの援助の形を変えていきます。忙しい子育ての中で、毎日の練習磨き後の「仕上げ磨き」は、どこもかしこも一本調子に磨くのではなく、う蝕になりやすい場所を優先的に磨く「5箇所磨き」が効率的です。

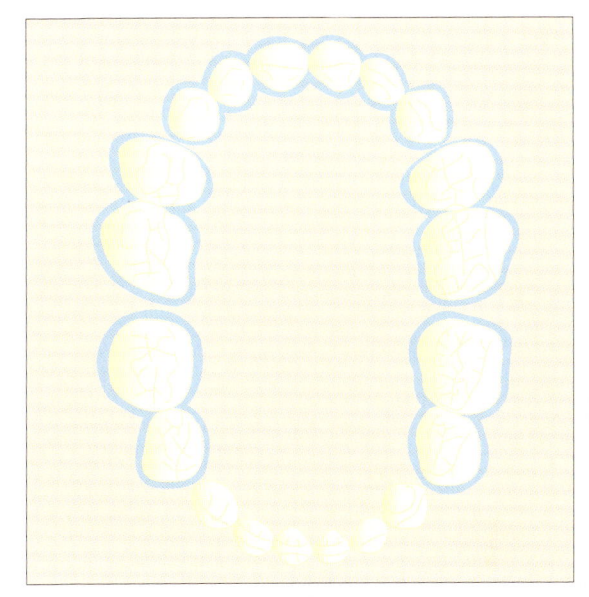

1）う蝕になりやすい「5箇所」

　上顎前歯（犬歯から犬歯までの6本）＋臼歯部咬合面（上下・左右の4箇所）（図7）、乳臼歯が生えてしばらくは「咬合面」がう蝕になりやすく、その理由としては、
①生えたばかりは未成熟で酸に溶けやすい。
②溝が深くて複雑な形をしているため食べカスがたまりやすい。
③深い溝の中は歯ブラシの毛先が届きにくい。
④特に乳歯はエナメル質が薄く軟らかいため、う蝕になりやすく、進行しやすい。
　があげられます。
　その後、歯間部（DEの隣接面）がう蝕になりやすくなります。特に、下顎第二乳臼歯（E）は、乳歯の中でもっともう蝕になりやすい歯です。

図7　う蝕になりやすい「5箇所」。

（2）「仕上げ磨き」の基本

1）姿勢

　しっかり立てるようになったら、どこでも仕上げ磨きができるよう、保護者も子どもも立って磨きます。保護者は子どもの背面に立ち、頭をお腹と腕で固定します（歯ブラシを持っていない手は唇や頬の排除に使います）。下顎臼歯の咬合面を磨くときは、咬合面が床と平行になるよう、上顎臼歯の場合は、咬合面が床と直角になるように開口させます（図8）。

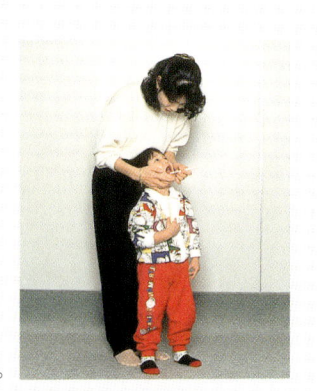

図8　「仕上げ磨き」。

Ⅱ　機械的コントロールから

2) 臼歯の咬合面の磨き方：3〜4歳（図9-a〜c）

①えんぴつを持つように歯ブラシを軽く持つ（操作しやすくなります）。
②臼歯咬合面の最遠心に当てて少し内側に傾ける。
③前歯の内側に毛先をぶつけるように、奥から前へ前後に動かして手早く磨く。
④1ヵ所につき、20回以上毛先を当てる。（プラークの付着は個人差があるため、20回でプラークが除去できない場合もありますが、5〜6回当てて磨けた気持ちにならないよう、実行可能な回数を提示することも必要です）。

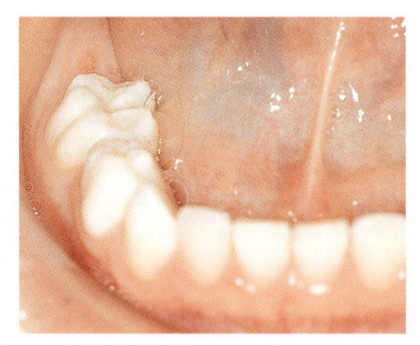

図9-a　乳臼歯の咬合面の磨き方は…。
図9-b　いちばん奥に当てて、少し内側に傾ける。 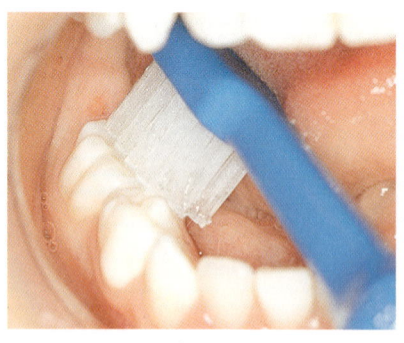
図9-c　前歯の内側にぶつけるように前後に動かす。 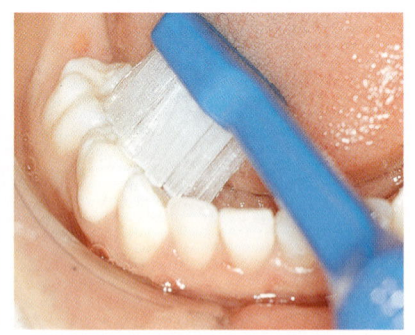

3) 上顎前歯の唇側の磨き方　3〜4歳

①歯ブラシを持っていない手で唇を軽く除去し、上唇小帯を指でガードする（図10-a）。
②えんぴつを持つように歯ブラシを軽く持つ（力の加減がしやすくなります）。
③歯（歯と歯肉の境目まで）に直角に当てて、軽い力で横に小さく動かして磨く（図10-b、c）。
④右ききの場合は右側の犬歯に磨き残しがないように、歯ブラシの方向を変えて磨く（図10-d）。

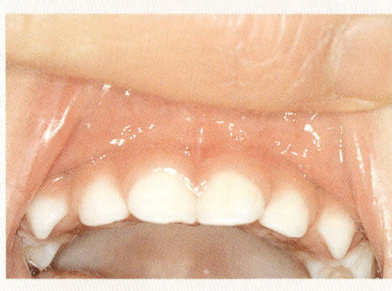

図10-a　上唇小帯を指でガードし、歯と歯肉の境目まで見えるようにする。

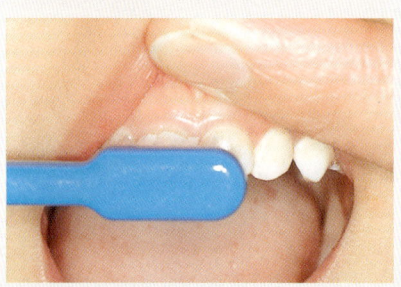

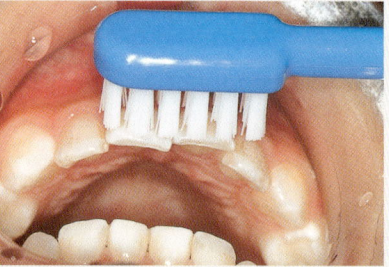

図10-b、c　直角に当てて軽い力で横に小さく動かして磨く。

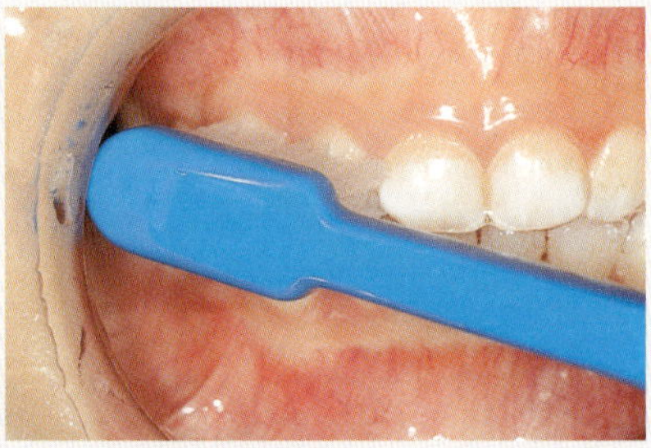

図10-d　右ききの場合の右側犬歯は歯ブラシの方向を変えて磨く。

4) 乳臼歯の外側の磨き方：3〜4歳（図11-a、b）

①基本的には上顎前歯の磨き方と同様。
②口を大きく開けて磨くと、頬と歯の間に隙間がなく、歯ブラシが奥まで入らない。口を軽く閉じて頬を人差し指などで引っぱり、歯ブラシがきちんと当たっているか確認しながら磨く。

ただし、乳臼歯の歯と歯の間は歯ブラシだけでは磨けません。特に、乳臼歯は小学校高学年まで生え変わりません。そのため、デンタルフロスを併用することが必要となります。うがいができるようになったらフッ化物配合歯磨剤を積極的に勧めましょう（P.115参照）。

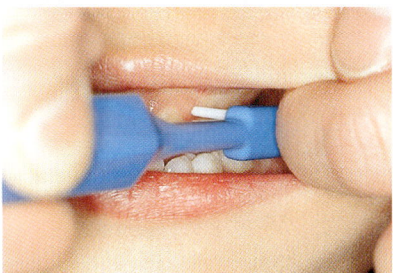

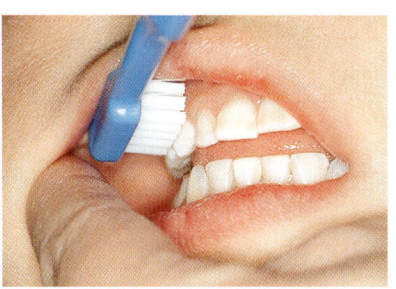

図11-a、b　口を軽く開いて、頬を人差し指でひっぱって歯ブラシが動く隙間をつくって横に小さく動かす。

（3）こんなことに注意

1) 子どもの歯肉退縮

仕上げ磨きの力が強すぎると、子どもの歯肉退縮がおきてしまいます（図12）。

①東京近郊の11市町村の子ども（2〜6歳）とその保護者（3,406組）を対象に歯肉退縮に関する調査を行った結果、歯肉退縮の発現率は4％、好発部位は上顎乳前歯でした（図13）。
　保護者の仕上げ磨きの方法は、縦や横磨きが全体の80％を占め、このような磨き方をしている子どもに歯肉退縮が多い傾向でした（黒川ら：小児の歯肉退縮に関する考察，歯科衛生士，16（11），1992）。

②同様に子どもと保護者（97組）を対象に、仕上げ磨きの歯磨き圧と歯肉退縮の関連性を調査した結果、歯肉退縮がおきていない子どもは、歯磨き圧が120g未満が半分以上で低い傾向にありました（黒川ら：小児における歯肉退縮の原因分析，日本歯科衛生士学術大会発表，1993）（図14）。

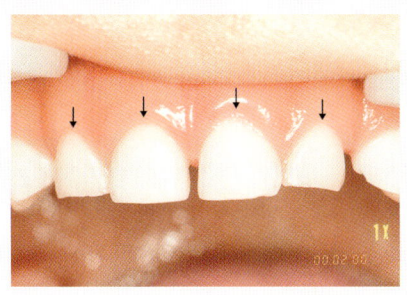

図12　歯磨き圧に注意。歯肉退縮が起きている。

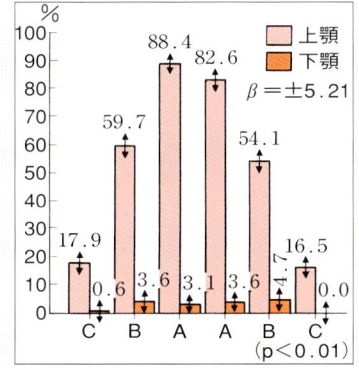

図13　歯種別歯肉退縮発現率。

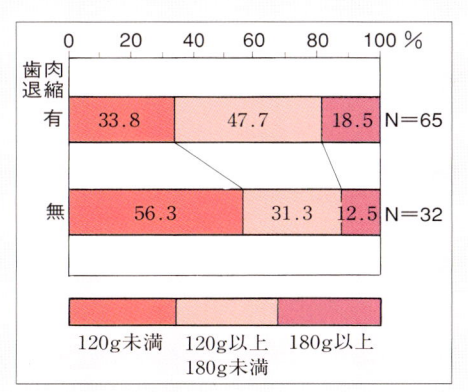

図14　歯肉退縮と歯磨き圧との関連。

II　機械的コントロールから

2）植毛サイズの違いによる歯磨き圧

①13歳〜20歳未満の受診者（38名）を対象として歯ブラシの植毛サイズを変えて、歯磨き圧を調べた結果、植毛サイズを1：0.7と大きく変えても、歯磨き圧はほぼ同じであった。これは、歯の面から見ると、小さい植毛サイズほど強い圧が加わっていることになる。つまり、小さい歯ブラシを使用するときほど、歯磨き圧に注意が必要であることがわかった（須波ら：異なる歯ブラシの植毛サイズと歯磨き圧の関係について、小児歯科学会雑誌, 32（2）：279. 1994）。

②仕上げ磨きの圧が強い場合は、軟らかい歯ブラシを使う。

一般に子ども用歯ブラシは毛先が短いため比較的硬い設定になっています。歯磨き圧が強い場合は毛先の反発力が小さい軟らかめ（Sタイプ）の歯ブラシを使うように指導しましょう。

4.学童期：「練習磨き」「点検磨き」（6〜8歳）「自立磨き」（9〜11歳）の実際と留意点

（1）学童期の歯磨きでの留意事項

①「練習磨き」から「自立磨き」へ

学童期は混合歯列期から永久歯列期にむかう時期であり、「永久歯列」をきちんと磨くことができるよう歯の萌出にあわせて「練習磨き」を行い、高学年で自立磨きができるよう指導を行っていくことが重要です。ただし、小学校低学年では保護者による「点検磨き」も大切であることに留意します。

②歯磨きの基本

歯磨きの基本とは、「歯ブラシの毛先の部分を磨こうとする歯の面に直角に当てて、軽い力で小刻みに動かしたとき、歯垢はもっとも確実にしかも簡単に落とせる（文部省「歯の保健指導の手引き」より）」ことから、スクラップ法を基本に指導し、多くの場合、学校現場で指導されています（図15）。この歯磨きの基本を3つに分けて示すと、まず「毛先を歯にきちんと当て」、次に「軽い力」で、さらに「小刻みに動かして磨く」となります。このように分解して説明した方がわかりやすい指導となります（図16）。

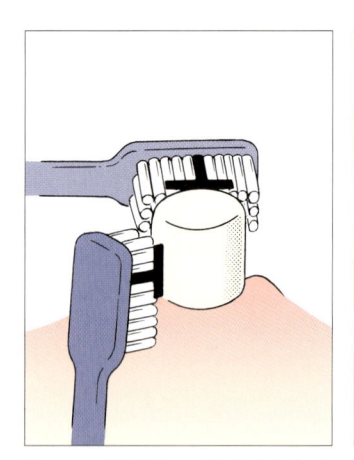

図15　歯磨きの基本（文部省「歯の保健指導の手引き」より引用）。

●ポイント1●　毛先を歯にきちんと当てて磨く
●ポイント2●　軽い力で磨く
●ポイント3●　小刻みに動かして磨く

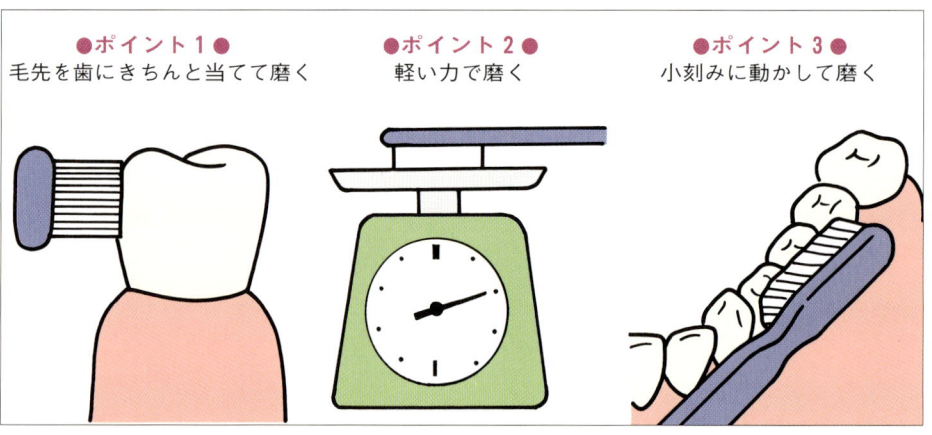

図16　歯磨きの基本を3つに分けて考えると……。

（2）6歳（小学校1学年）の歯磨きの留意事項：「第一大臼歯の咬合面」

1）第一大臼歯の特徴

個人差はありますが、5〜6歳前後に乳歯列の奥から歯肉を突き破って生えてきます（図17）。特徴は以下の通りです。
①永久歯の中でもっとも大きい歯。
②咬む力が一番強く、咀嚼の中心となる歯。
③歯並びや咬み合わせの基本となる歯。

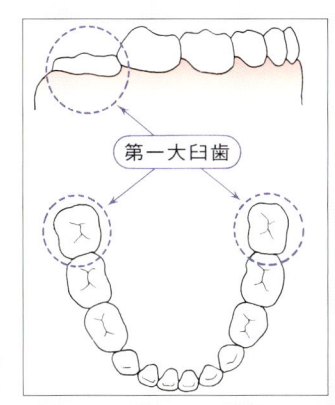

図17　第一大臼歯の萌出する位置。

2）第一大臼歯が持つリスク

第一大臼歯がう蝕になりやすい理由としては、
①咬合面の溝が複雑（図18）。
②生えたての歯は未成熟で弱い（図19-a〜c）。
③乳歯の奥に生えてくるため、生えたことに気づきにくい。
④完全に生えるまでに1年程度かかる。
⑤上下の歯が咬み合うまで自浄作用がなく、プラークがたまりやすい。
⑥生え始めは背が低いため、歯ブラシの毛先が届きにくい（図20）。

などがあげられます。さらに、上顎よりも下顎の方がう蝕になるリスクが高いといえます。その理由は以下の通りです。
①上より下の方が食べカスが停滞しやすくプラークが付着しやすい。
②上の第一大臼歯の外側には唾液腺が開口しているため、自浄作用がある。
③下の第一大臼歯は溝が複雑である（図21）。
④上の第一大臼歯の方が生えてくるのが遅いため、顎の中で石灰化が進んでいる。

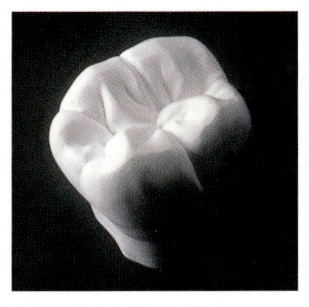

図18　咬合面の形態。 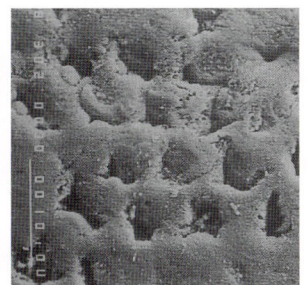
図19-a　第一大臼歯萌出直後の電子顕微鏡写真。 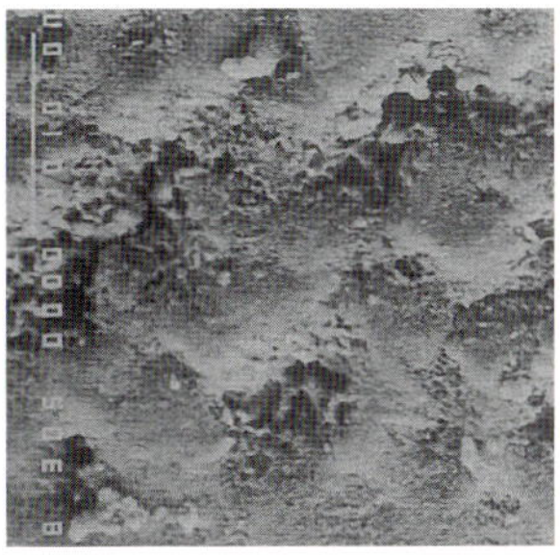
図19-b　萌出してから6ヵ月経過した第一大臼歯の電子顕微鏡写真。 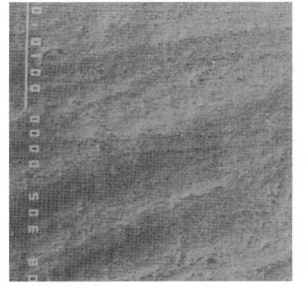
図19-c　萌出してから40年経過した第一大臼歯の電子顕微鏡写真（図19-a〜cは愛知学院大学歯学部口腔衛生学中垣晴男教授のご厚意による）。

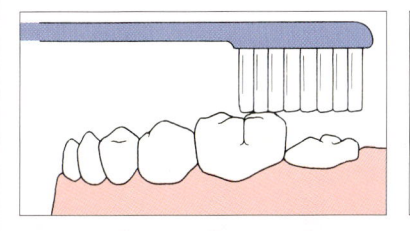

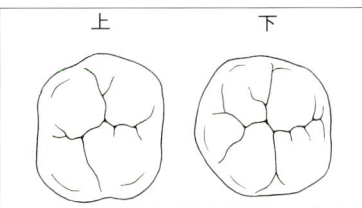

図20｜図21
図20　生え始めは背が低いため、歯ブラシの毛先が届きにくい。
図21　第一大臼歯の咬合面。

II 機械的コントロールから

3) 第一大臼歯咬合面の磨き方

①歯ブラシの毛先を第一大臼歯の咬合面まで届かせる。

②歯列に対して45度、頬の方から磨く（この場合、口を大きく開け過ぎると、頬が緊張して横から歯ブラシが入りにくいため、少しだけ、口を開けて磨くようにします。頬側からではなく内側から磨くこともできます、図22～23)。

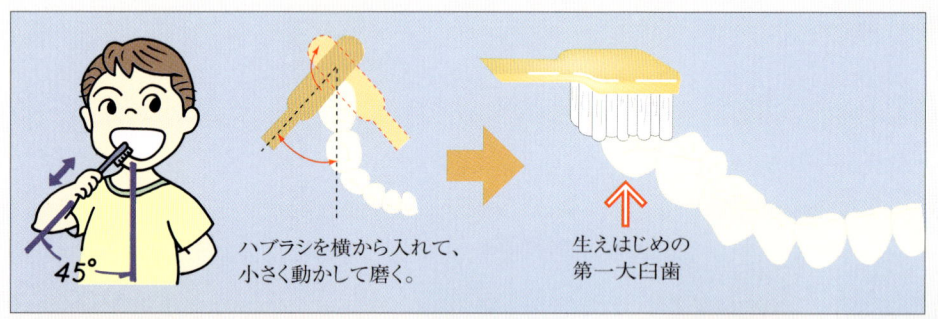

図22

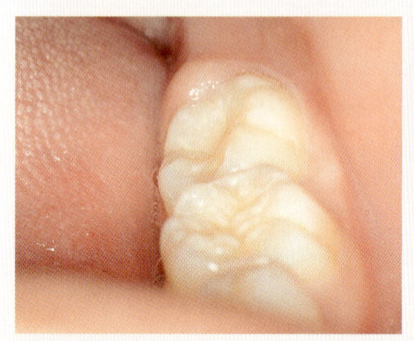

図23-a 第一大臼歯の生え始めは乳歯より背が低い。
図23-b 奥から前へかき出して磨いても、背の低い第一大臼歯には毛先が届かない。 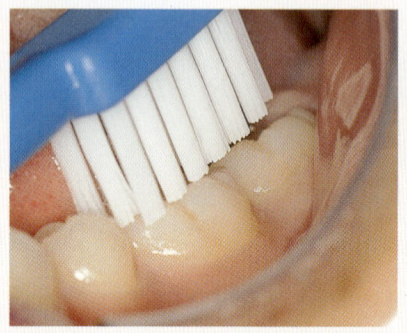
図23-c 歯列に対して45度、頬または内側から歯ブラシを入れて磨く。 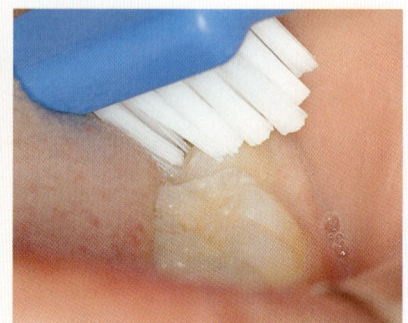

(3) 7歳（小学校2学年）の歯磨きの留意事項：「前歯唇側」

1) この時期の前歯が持つリスク

①生えはじめの前歯は、「ハ」の字に生えてくる（図24）。

②まだ口が小さいため、大きな永久歯がきれいに並びにくい。

③横から歯ブラシを当てても凸凹していて、引っ込んでいる部分には毛先が当たらない（図25）。

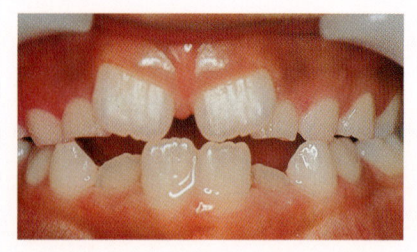

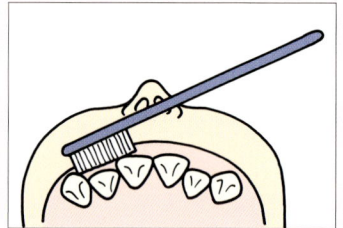

図24｜図25

図24　生えはじめの前歯。
図25　前歯の凹部に歯ブラシは届かない。

1-② ライフステージにあわせた歯ブラシの使い方と指導のポイント

2）上顎前歯唇側の磨き方

①歯ブラシの毛先を使い分ける（図26）。
②歯の面を3つに分けて磨く（図27）。
③引っ込んでいる歯、横が凹凸している歯、反対側の凹凸している歯に分け、少なくとも3方向から歯ブラシの毛先を当てて磨く（図28-a〜d）。

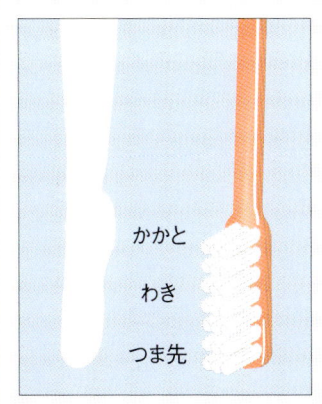

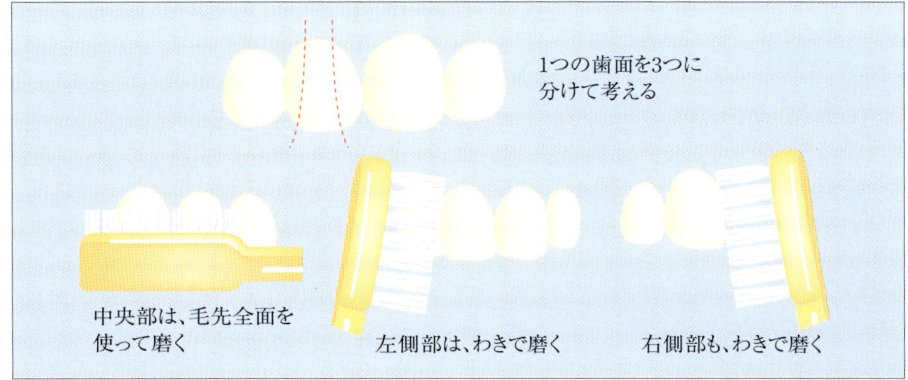

図26　歯ブラシのつま先・わき・かかと。

図27　凹凸部の磨き方（文部省「歯の保健指導の手引き」より改変して引用）。

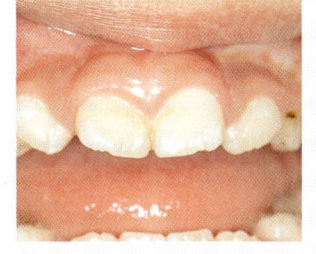

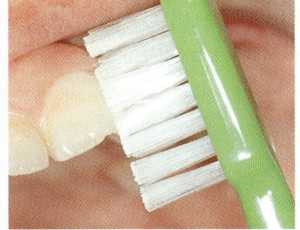

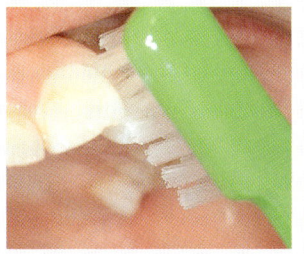

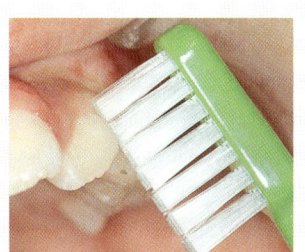

1つの歯面を3つに分けて考える
中央部は、毛先全面を使って磨く
左側部は、わきで磨く
右側部も、わきで磨く

図28-a　前歯の凸凹の磨き方は……。
図28-b　1番の遠心を磨く。
図28-c　2番の引っこんでいる歯を磨く。
図28-d　2番の遠心を磨く。

（4）8歳（小学校3学年）の歯磨きの留意事項：「前歯舌側」

1）この時期の下顎前歯舌側が持つリスク

①歯ブラシを横から入れても磨けない歯がある（図29）。
②前歯の内側はスプーンのような形をしているため、歯ブラシが当たりにくい（図30）。

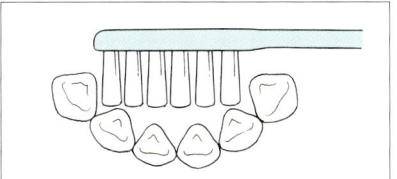

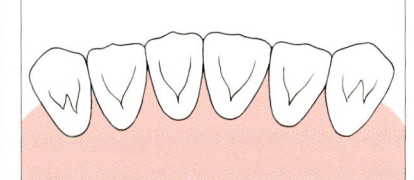

図29　横から入れて磨いても磨けない歯がある。
図30　下顎前歯を舌側から見たところ。

Ⅱ　機械的コントロールから

2）下顎前歯の磨き方
①歯ブラシを縦に入れて、毛先全体を使って一本ずつていねいに磨く（図31-a、b）。

②犬歯から犬歯まで6本を歯と歯肉の境目まで歯ブラシの毛先を当てて磨く。

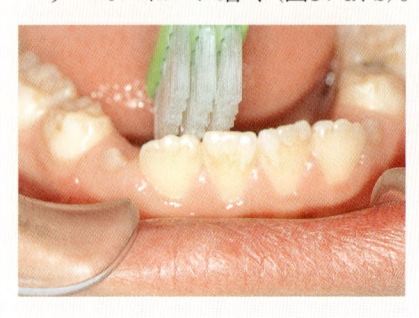

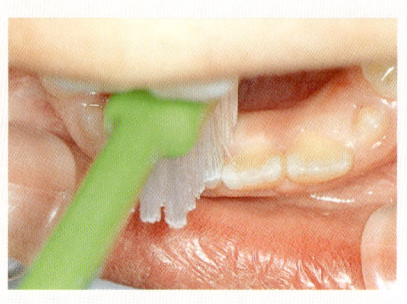

図31-a｜図31-b

図31-a、b　歯ブラシを縦に入れて毛先全面を使って1本ずつ磨く。

（5）9歳（小学校4学年）の歯磨きの留意事項：「小臼歯」

1）この時期の小臼歯が持つリスク
①生えたての小臼歯は他の歯と比べて背が低い（図32-a、b）。

②萌出後は歯間部、歯頸部が磨きにくい（図33）。

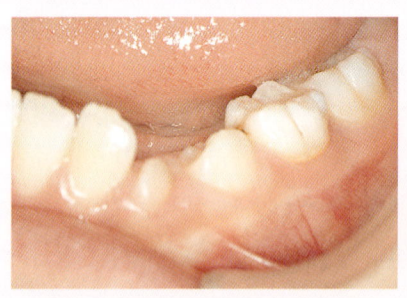

図32-a　生え始めは他の歯と比べて背が低い。

図32-b　奥から前へ掻き出しても毛先が届かない。

図33　歯間部、歯頸部が磨きにくい。

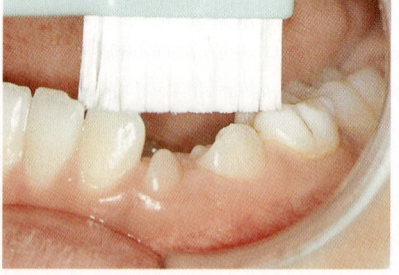

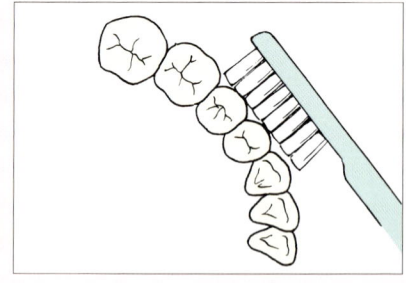

2）小臼歯の磨き方
①歯ブラシを45度斜めから入れて、咬合面を毛先を使ってていねいに磨く（図34）。

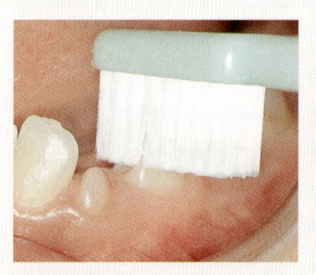

②萌出後は歯間部、歯頸部を歯ブラシの「わき」「かかと」「つま先」を使い分けて磨く（図35-a～d）。

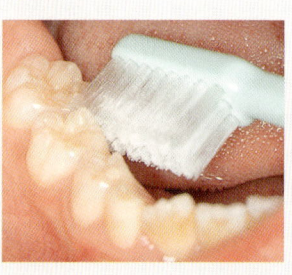

図34　横から咬合面をていねいに磨く。

図35-a　遠心はつま先を使う。

図35-b　中央部は脇を使う。

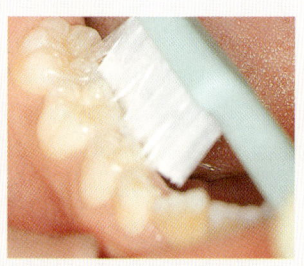

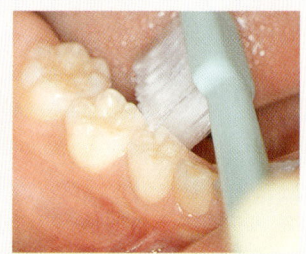

図35-c　近心にはかかとを使う。

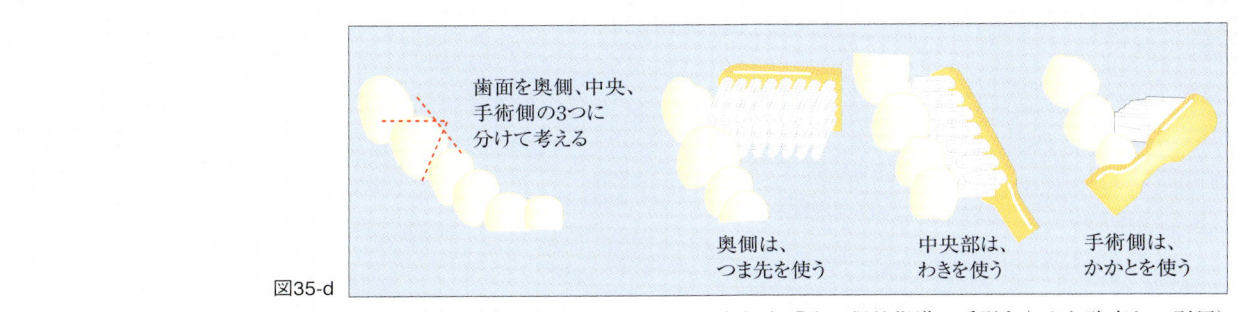

1-② ライフステージにあわせた歯ブラシの使い方と指導のポイント

歯面を奥側、中央、手術側の3つに分けて考える

奥側は、つま先を使う

中央部は、わきを使う

手術側は、かかとを使う

図35-d

図33、35-d・文部省「歯の保健指導の手引き」より改変して引用)

（6）10歳（小学校5学年）の歯磨きの留意事項：「第二大臼歯」

1) この時期の第二大臼歯が持つリスク

①生えたての第二大臼歯は他の歯と比べて背が低い（図36）。

②いちばん奥に生えてくるため、頬が邪魔して磨きにくい。

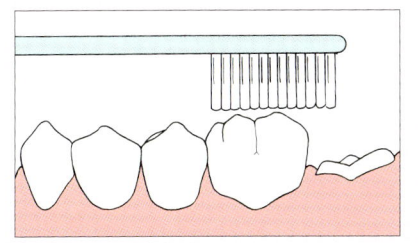

図36　生えたての第2大臼歯は、他の歯と比べて背が低い。

2) 第二大臼歯の磨き方

①歯ブラシを45度斜めから入れて、咬合面を毛先を使ってていねいに磨く（図37-a、b）。

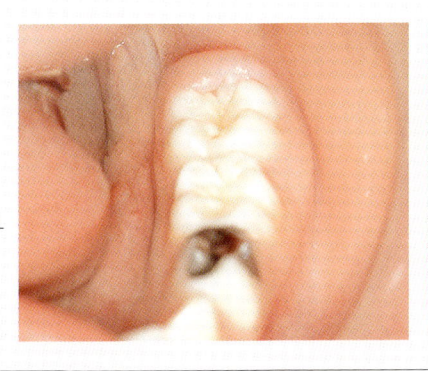

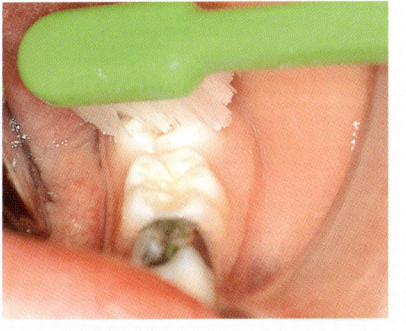

図37-a｜図37-b

図37-a　第二大臼歯の磨き方は……。
図37-b　斜めから入れて磨く。

61

II 機械的コントロールから

（7）11歳（小学校6学年）の歯磨きの留意事項：「すべての歯が磨ける」

1）口腔内全体の磨き方

1～5年生までの磨き方を組み合わせて、歯ブラシの毛先を上手に使って磨きます。

①右ききの子どもの右犬歯（図38-a～d）。
②臼歯部の歯と歯肉の境目（図39-a～d）。
③歯肉炎が起きている歯と歯肉の境目

・歯肉炎予防の磨き方（毛先を直角に当てるより歯肉に向けて当てた方が歯間部、歯頸部にも毛先が当たりやすくなります、図40）。

・歯肉炎が起きていて痛みがある場合は、軟らかい毛の歯ブラシを使いましょう。

・歯肉の改善例：磨き残しのない歯磨きにより3週間でも歯肉が大きく改善します（図41-a、b）。

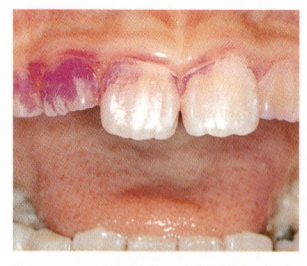

図38-a　右ききの子どもの右犬歯は磨き残しが起きやすい。

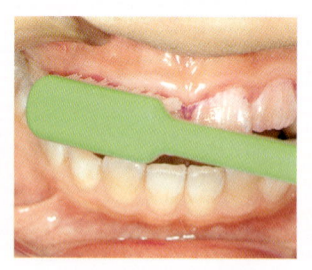

図38-b　歯ブラシの向きを変えて、毛先全面を使って磨く。

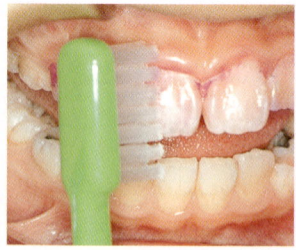

図38-c　凸凹している場合は、左側部はわきを使って磨く。

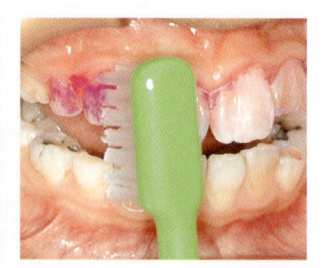

図38-d　右側部もわきを使って磨く。

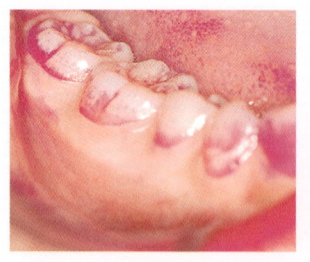

図39-a　臼歯部の歯頸部が磨き残しやすい。

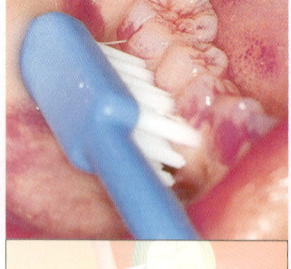

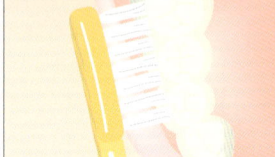

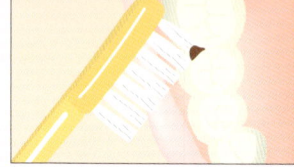

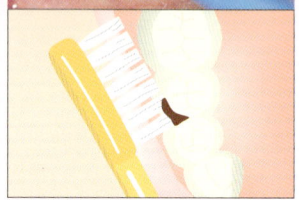

図39-b　中央部はわきで磨く。

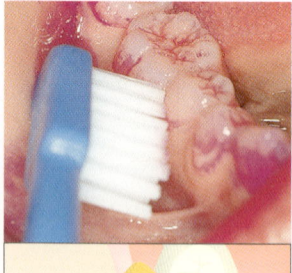

図39-c　遠心はつま先を使って磨く。

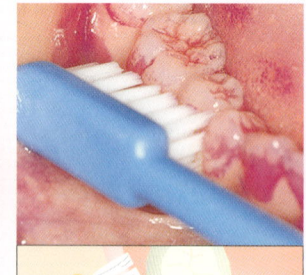

図39-d　近心はかかとを使って磨く。

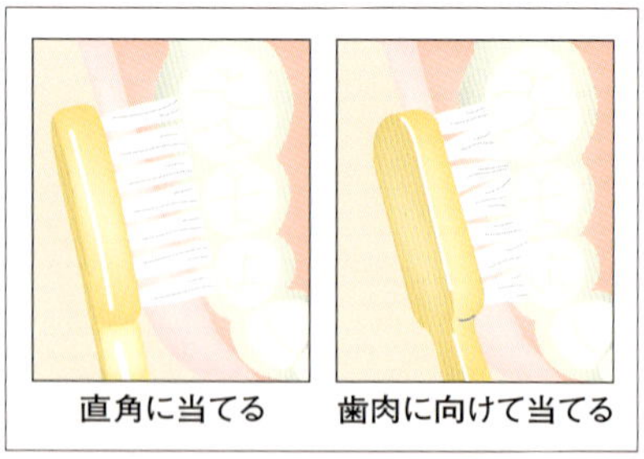

図40　直角に当てた場合と歯肉に向けて当てた場合の違い。

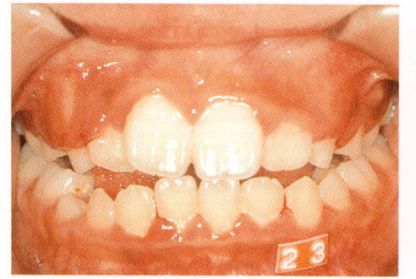

図41-a

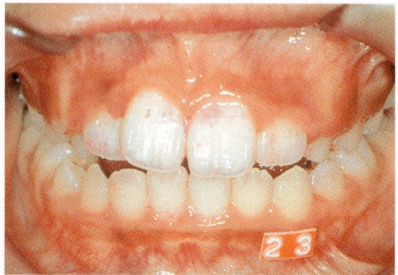

図41-b

図41-a、b　歯肉の改善例。

5．思春期の歯磨きの実際と留意点

（1）磨き残しやすい部位

1）隣接面
歯と歯の間（隣接面）には毛先が届きにくく、う蝕の発生の危険性が高い（図42）。

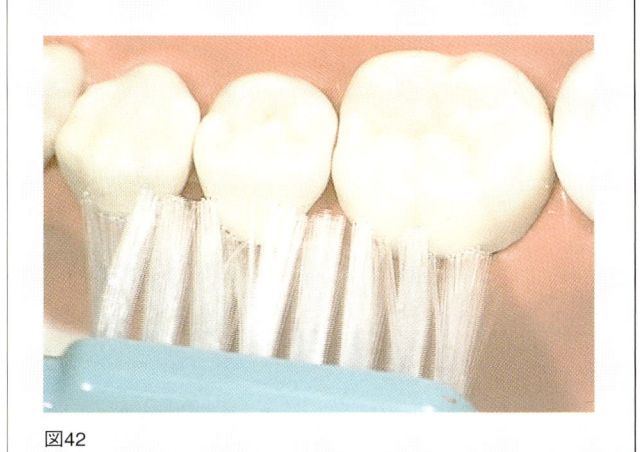

図42

2）歯頸部
歯と歯肉の境目（歯頸部）には毛先が届きにくく、歯肉炎が発生、進行する危険性が高い（図43）。

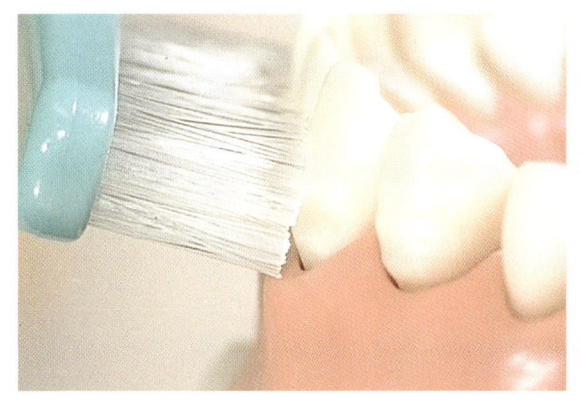

図43

（2）磨き残しやすい部位の磨き方の基本

1）スクラブ法のポイント
要点としては、
① 毛先を歯に直角に当てて磨く（図44-a～l）。
② 軽い力で磨く。
③ 小刻みに動かして磨く。

このとき、縦や横に強い力で磨くと毛先が倒れてしまい、歯間部や歯頸部のプラークが上手に落とせません。また、歯肉退縮が起きた場合は歯肉や歯根を傷つけてしまいます。

＜外側の歯ブラシの当て方＞

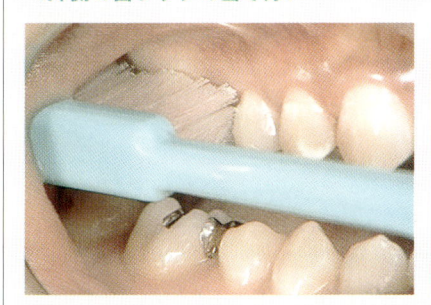

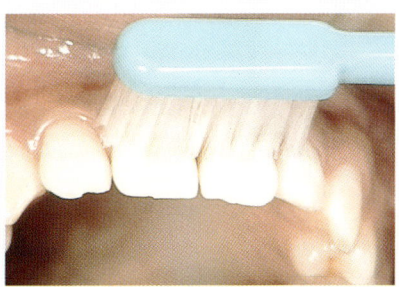

図44-a　右上臼歯部。　　図44-b　上顎前歯部。　　図44-c　左上臼歯部。

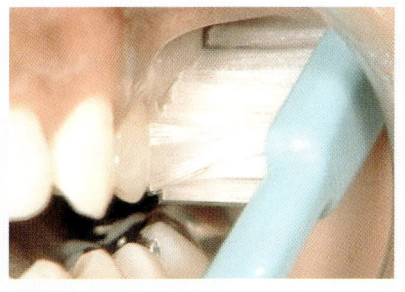

Ⅱ　機械的コントロールから

図44-d　右下臼歯部。
図44-e　下顎前歯部。
図44-f　左下臼歯部。

＜内側の歯ブラシの当て方＞

図44-g　右上臼歯部。
図44-h　上顎前歯部。
図44-i　左上臼歯部。

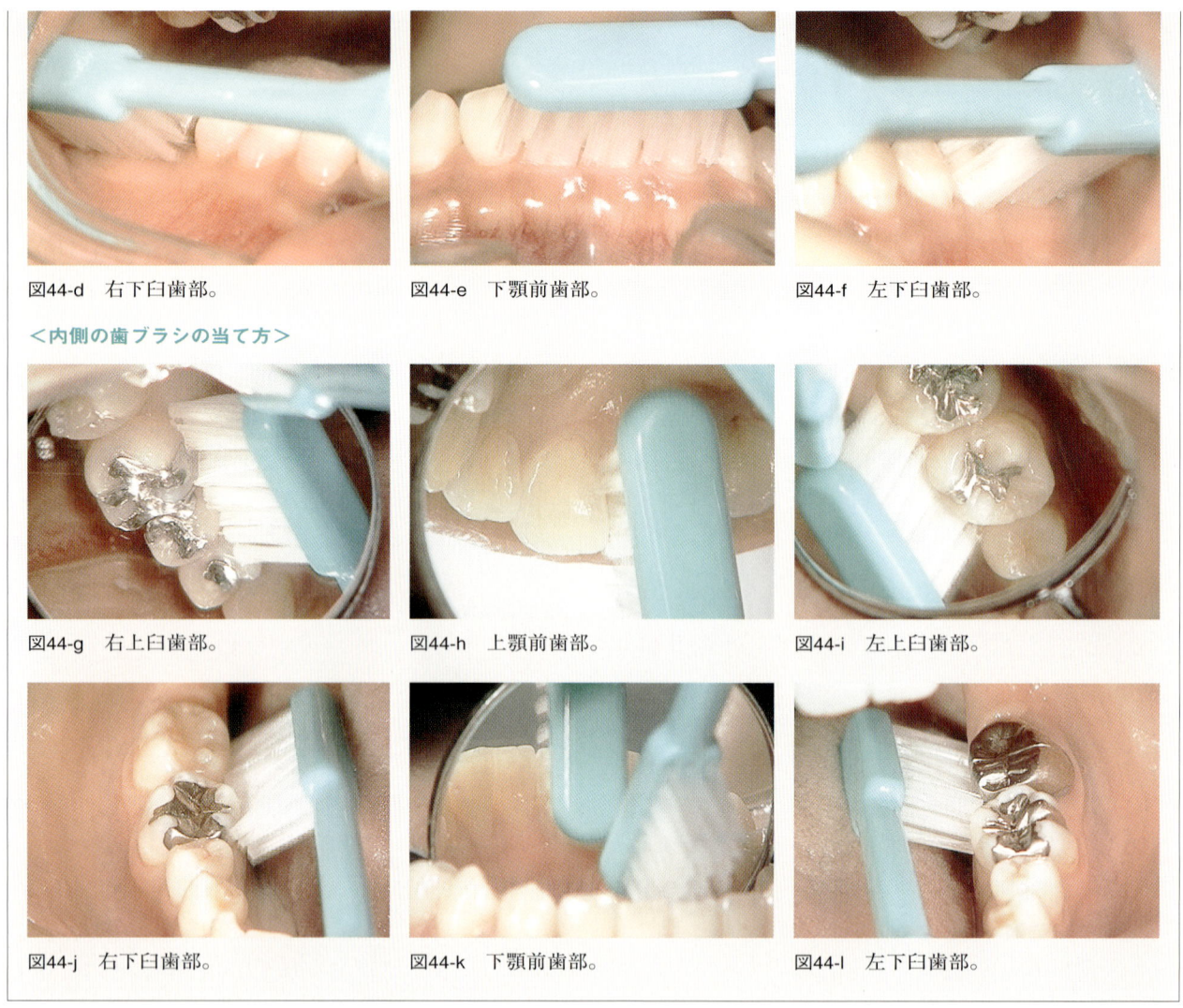

図44-j　右下臼歯部。
図44-k　下顎前歯部。
図44-l　左下臼歯部。

（写真撮影：㈱アイカム）

6．成人期の歯磨きの実際と留意点

（1）プラークコントロールの危険ゾーンと磨き方

1）歯列不正部位

　凹でいる歯は、歯ブラシを横から当てても磨けません（図45-a、b）。歯ブラシを縦に当てて、凹でいる歯を磨きます。左右の凸っている歯も、歯ブラシの方向を変えて磨きましょう（図46-a〜c）。

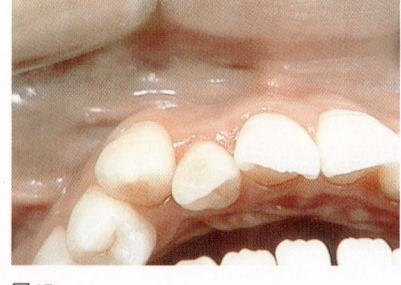

図45-a
図45-b

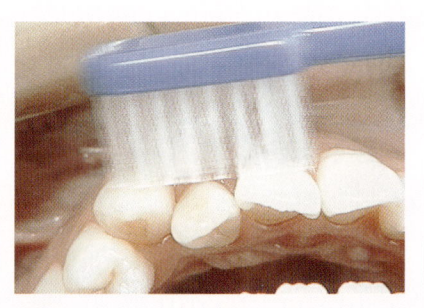

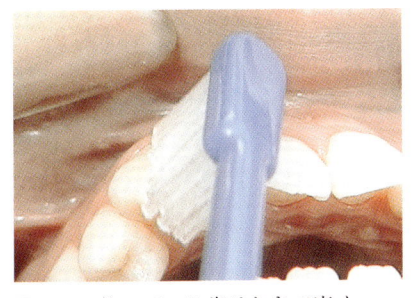

図46-a 凸っている歯はわきで磨く。 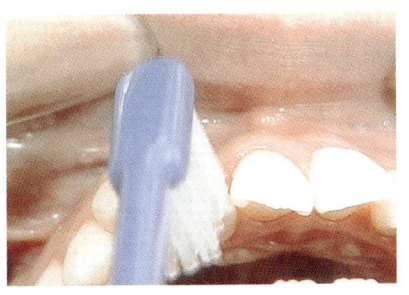　図46-b 凹でいる歯は毛先全面を使って磨く。 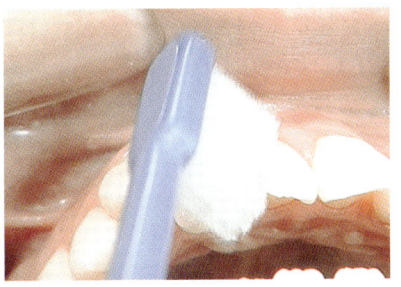　図46-c 反対の凸っている歯はわきで磨く。

2）親知らず（智歯）

奥から前へかき出して磨くだけでは、曲がって生えたり、半分しか萌出していない親知らずの咬合面は磨けません。歯ブラシを横から入れて、咬合面や遠心までていねいに磨きます（図47-a、b）。

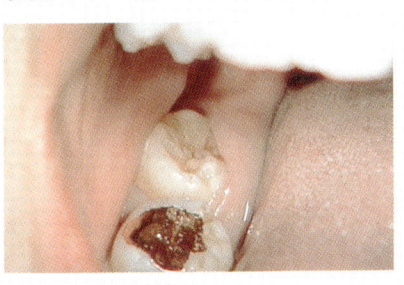

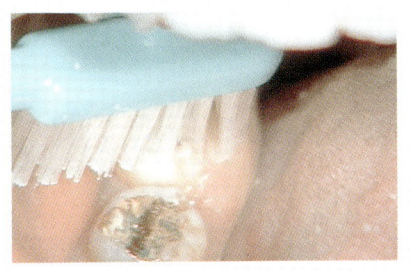

図47-a｜図47-b

図47-a　半分しか萌出していない親知らずは、奥から前へかき出して磨いても毛先が届かない。
図47-b　横から咬合面を中心にていねいに磨く。

3）最後臼歯の遠心

最後臼歯の遠心は、特別に磨く必要があります。「つま先」で遠心を、「わき」で頬側と舌（口蓋）側の隅角部を磨きます（図48-a〜d）。

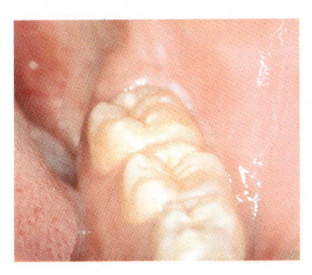

図48-a 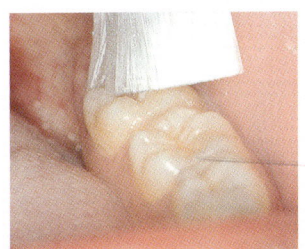　　図48-b 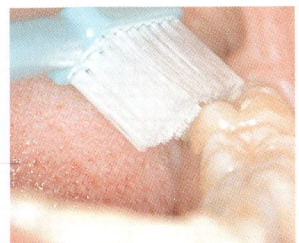　　図48-c 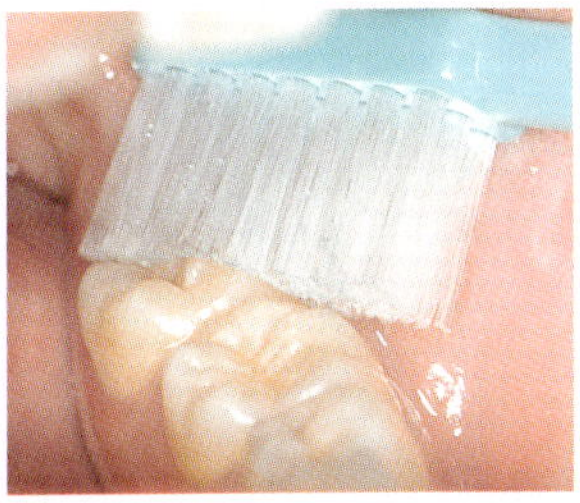　　図48-d

4）クラウン（冠）の歯頸部

歯頸部のプラークは、歯ブラシの「わき」を使って横に小刻みに振動させて磨きます。遠心や近心は「かかと」や「つま先」を使って磨きます（図49）。

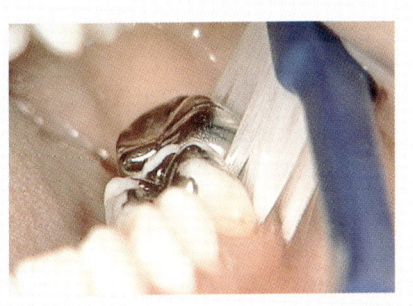

図49

7．壮年期の歯磨きの実際と留意点

壮年期においても、マークすべきプラークコントロールの危険ゾーンにしたがって指導することが大切です。

（1）歯周病のプラークコントロールの危険ゾーン

1）上顎臼歯部の頬側面

上顎臼歯部の頬側面は歯ブラシが当たりにくく、唾液腺開口部が近いことから、歯石が形成されやすい場所です（図50）。

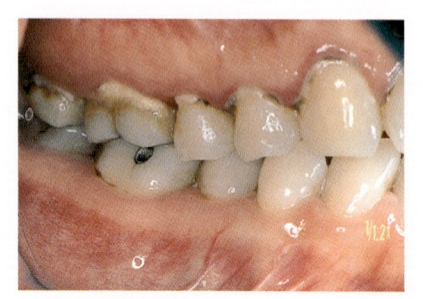

図50　上顎臼歯部の頬側。

2）下顎前歯部舌側面

下顎前歯部舌側面は磨き残しやすく、唾液腺開口部が近いことから歯石が形成されやすい場所です（図51）。

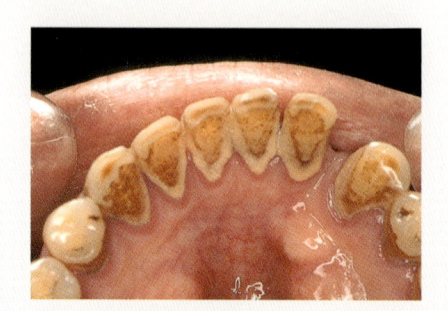

図51　下顎前歯部舌側。

3）歯肉に炎症がある場合

歯肉に炎症があることにより、歯頸部に歯ブラシの毛先が当たりにくくなっています（図52）。

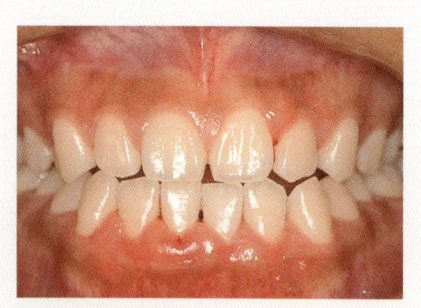

図52　歯肉に炎症あり。

4）歯肉退縮が起きている場合

歯周病や誤った磨き方などにより歯肉退縮が起こり、歯根部が露出すると、露出根面はくびれているため、歯ブラシの毛先が当たりにくくなります（図53）。

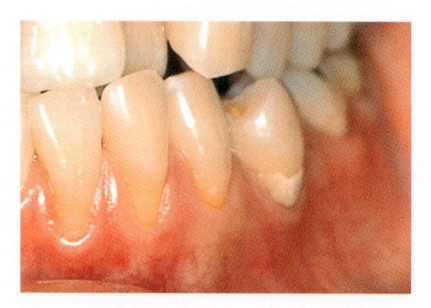

図53　歯肉退縮あり。

1-② ライフステージにあわせた歯ブラシの使い方と指導のポイント

5）歯列不正
凸凹し、凹でいる歯には歯ブラシの毛先が当たりにくくなります（図54）。

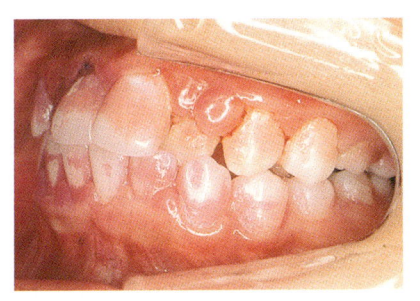

図54　上顎臼歯部の頬側。

6）上顎臼歯部口蓋側
喫煙習慣や口呼吸をしている人は、口の中が乾燥して生理反応が低下し感染に弱くなります。特に上顎臼歯部口蓋側に顕著に現れます（図55）。

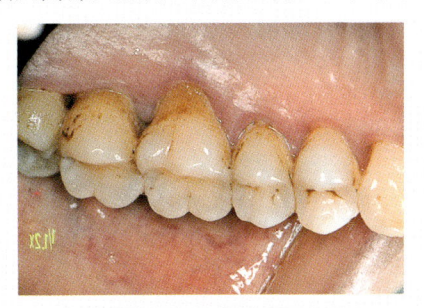

図55　上顎臼歯部口蓋側。

7）補綴物が多い場合
クラウンやブリッジが入っている場合は、歯間部や歯頸部のプラークコントロールが特に必要です（図56）。

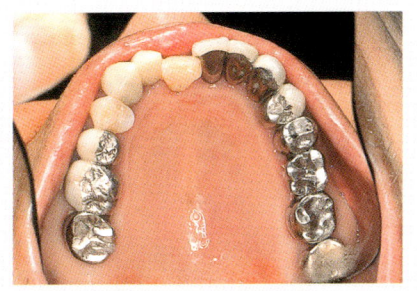

図56　補綴物の多い口腔内。

8）歯肉退縮が起きている場合（メインテナンス期）
歯周病の治療により歯肉が退縮し、根分岐部まで露出した場合は、さらにプラークコントロールが難しくなります（図57）。

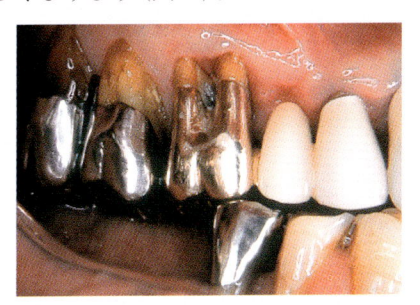

図57　メインテナンス期。

（2）リスク部位の磨き方の実際

1）歯周ポケット
歯ブラシの毛先を直角ではなく、歯と歯肉の境目（歯周ポケット）に当てて軽い力で小刻みに振動させて磨きます（図58-a、b）。

歯周ポケットの内部は、普通の歯ブラシよりも歯周ポケット磨き用の歯ブラシが効果的です。この歯ブラシは毛先が細くなっているため（図59）、歯周ポケットに適合してプラークが除去できます。直角に当てても歯周ポケットへ入りますが、毛先を歯肉に向けることにより、さらに効果的に歯周ポケット内のプラークを除去できます（図60）。この歯ブラシをはじめて使用する際には、出血する場合もあることを指導時に伝えておきましょう。

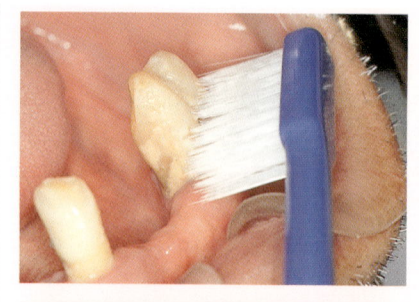

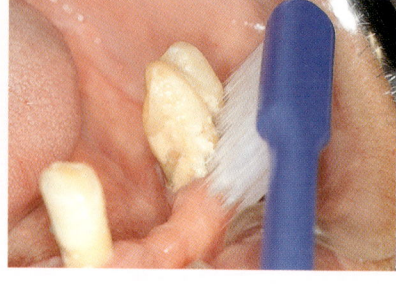

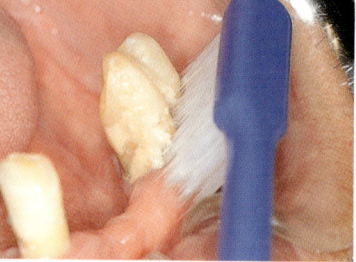

Ⅱ 機械的コントロールから

図58-a 歯ブラシを直角に当てた場合。
図58-b 歯ブラシを45°に傾けた当てた場合。

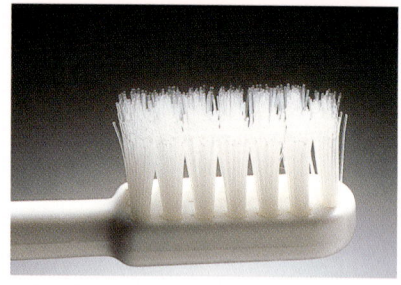

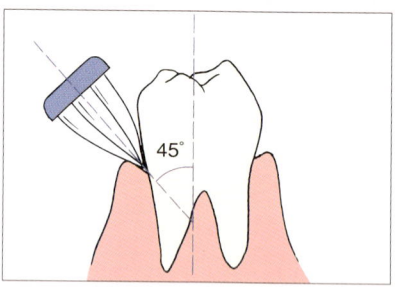

図59 スーパーテーパード毛。
図60 毛先を歯肉に向けて磨く。

2) 露出歯根面

エナメル質に比べ根面は軟らかく、かつう蝕になりやすい部分です。根面を削らないように、軟らかい歯ブラシで歯磨き圧をコントロールしながら前後に振動して磨きます（図61-a、b）。

フッ化物配合歯磨剤を併用することにより、う蝕は効果的に防げます（図62）。

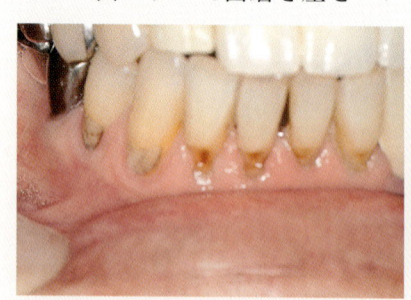

図61-a 歯肉が下がり、軟らかい歯根部にう蝕が見られる。
図61-b 軟かい歯ブラシで圧をコントロールして磨く。 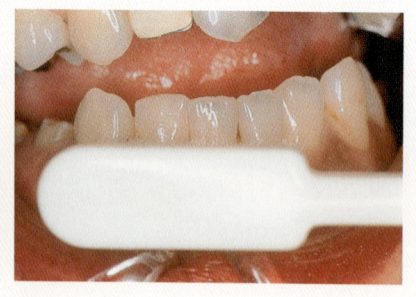
図62 フッ化物配合歯磨剤によるう蝕抑制効果（Jensen& Kohout, 1988）。 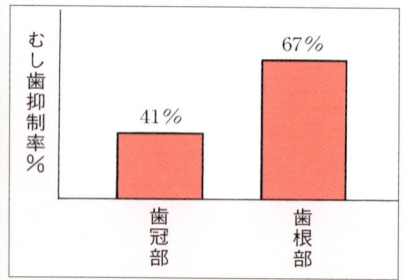

3) ブリッジのポンティック

ブリッジの歯頸部やのポンティックの下の隙間にプラークがたまります（図63-a）。歯ブラシの「わき」を使って歯頸部のプラークを除去した後、歯間ブラシを使用して、歯間部や歯頸部のプラークを除去します（図63-b、c）。

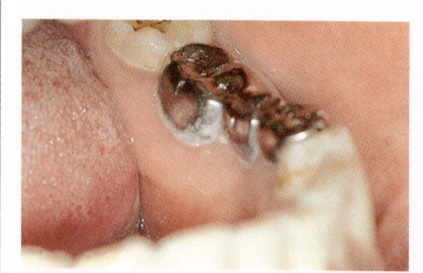

図63-a ブリッジの歯頸部やポンティックの下のすき間はプラークがたまりやすい。
図63-b 「わき」「かかと」「つま先」を使って歯と歯肉の境目のプラークを除去する。 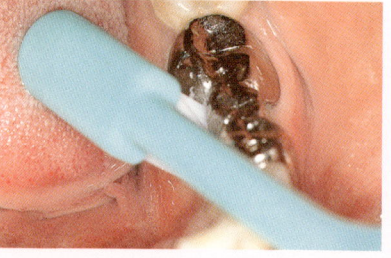
図63-c 歯間部とポンテック基底部は、歯間ブラシを使う。

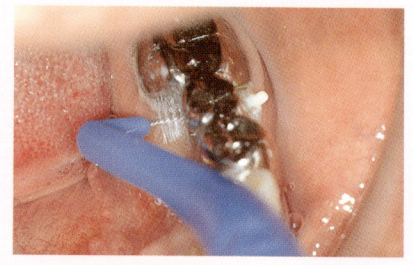

8. 老年期の歯磨きの実際と留意点

（1）健常者の口腔ケア

1）残存歯

義歯の鈎歯は不潔になりやすいため、う蝕や歯周病の好発部位です（図64）。1本義歯でも、必ず外して残存歯と義歯の接触面を特に念入りに清掃します（図65）。義歯に接している面も歯ブラシの「わき」を使ってていねいに磨きましょう（図66-a、b）。

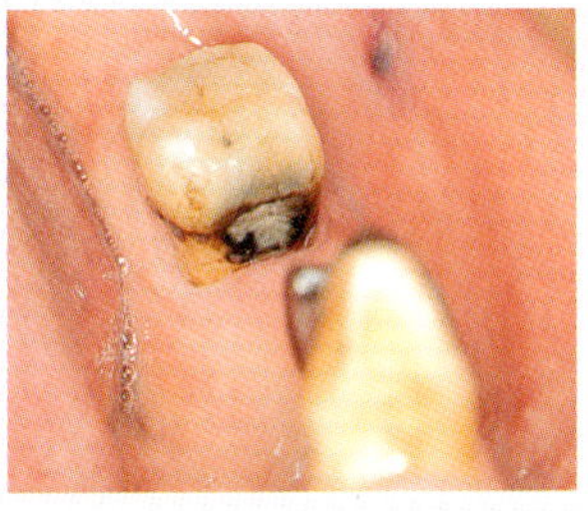

図64 義歯のクラスプのかかる歯はう蝕や歯周病の好発部位。
図65 わきを使って歯と歯肉の境目をていねいに磨く。 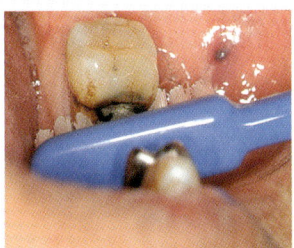
図66-a 1本義歯でも外して清掃をしないと隣在歯がう蝕になる。 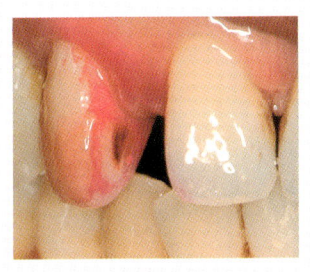
図66-b プラークを染め出した1本義歯。義歯の隣接面にもプラークが……。 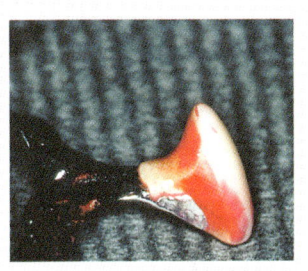

2）孤立歯

孤立歯も同様に義歯のクラスプがかかる大切な歯です。小さな歯ブラシで頬側、遠心、舌側、近心、咬合面と5方向から磨きます。また、効率的に磨くために、軟らかく大きい粘膜用ブラシを使用して歯全体を包みこむように磨きます（図67、68）。

図67｜図68 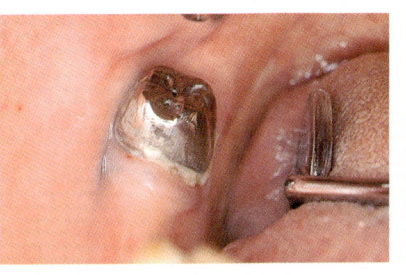 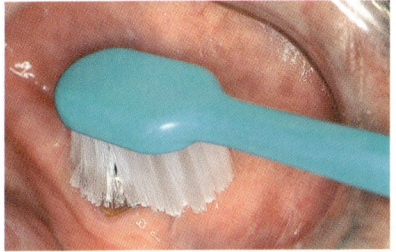
図67 孤立歯は義歯のクラスプ（バネ）がかかる大切な歯。
図68 残存歯が少ない場合は、粘膜用のブラシで包みこむようにして磨くと効果的。

3）残根

残根もていねいに磨くことにより、う蝕の進行を遅延できます。粘膜用ブラシで顎堤といっしょに清掃します（図69）。

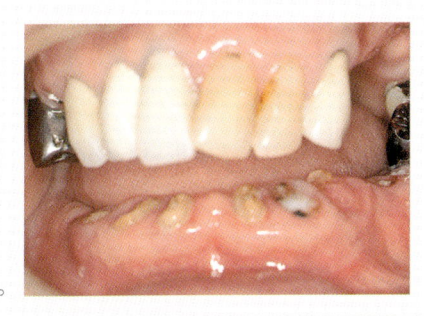

図69 残根も顎堤と一緒に粘膜用ブラシで清掃する。

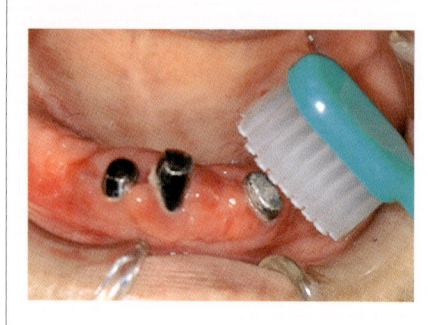

Ⅱ　機械的コントロールから

4）根面板

根面板の歯と歯肉の境目（歯周ポケット）を歯肉を傷つけないように粘膜用ブラシで包み込むように清掃します。あわせて顎堤や舌なども粘膜用ブラシで清掃します（図70）。

図70　根面板も粘膜用ブラシで包みこむように清掃する。

（2）一部介助の口腔ケア

持てる力を最大限に生かし、自立を支援することが大切です。指導の際には、本人と介助者の役割分担を明確にして、介助者の負担が大きくならないように配慮することが大切です。

1）自立するための歯ブラシの工夫
①握力が弱い場合は持ちやすい工夫する
　握力が弱い場合は、個人トレー用即重合レジンなどで歯ブラシの柄を太くして握りやすくします（図71-a、b）。
②上手に動かせない場合は、電動歯ブラシの活用も考える（図72）。
a．電動歯ブラシの背面を活用して口輪筋や口唇を刺激して筋緊張を正常化します（図73）。
b．口腔内の麻痺や痙性がある場合に振動を活用して口の中の感覚や動きを刺激します。
＜電動歯ブラシのメリット＞
a．細かい動きが困難な場合や手首の動きが悪い場合に有効。
b．柄が大きくて長いため持ちやすい。
c．効率的なプラークコントロールにより本人や介助者の負担を軽減できる。

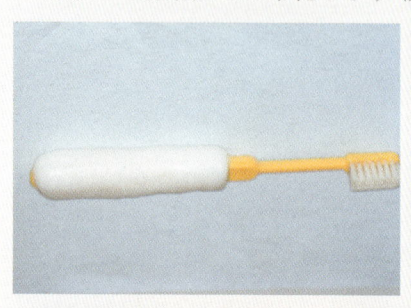

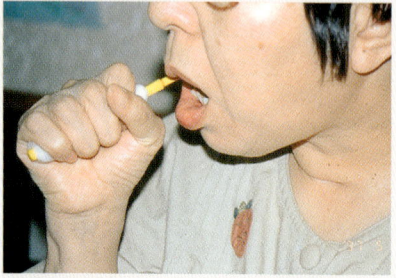

図71-a｜図71-b

図71-a　個人トレー用即重合レジンなどで歯ブラシの柄を太くする。
図71-b　歯ブラシの柄を大きくすることにより自立できる場合もある。

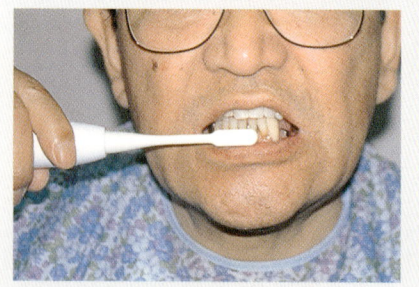

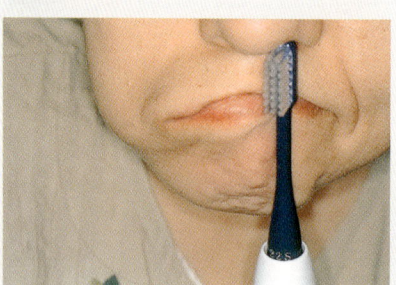

図72｜図73

図72　口腔清掃の道具としての活用。
図73　リハビリの道具としての活用。

2）自立を助ける義歯ブラシの工夫

本人の自主性をのばし、指先のリハビリのためにもできるだけ本人による清掃を優先します。細かい作業は集中力を高めることにもつながります。口腔でのケアが自立していなくても口腔外で行う義歯清掃が自立できる場合もあるため、時間がかかっても自立を支援することが大切です。

①片麻痺の場合

D字型ハンドルの義歯ブラシを用います。麻痺側で義歯ブラシを固定し、健側で義歯を動かして清掃します。準備も簡単で麻痺側のリハビリとしても有効です（図74）。

②片手がまったく使えない

吸盤付き義歯ブラシの吸盤を洗面所の蛇口の下に取り付け、流水下で清掃します。吸盤がつかない場合は、義歯ブラシを固定する工夫をします（図75）。

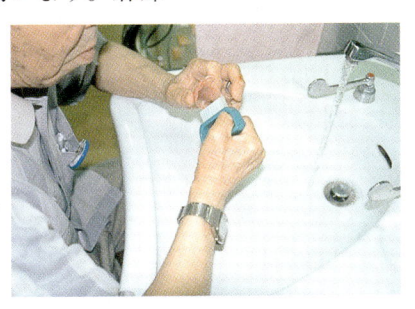

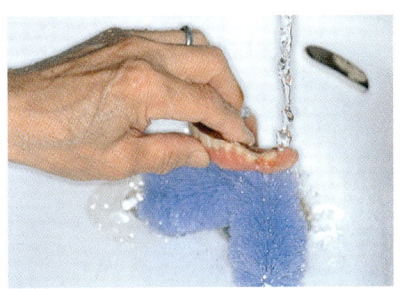

図74｜図75

図74　片麻痺の場合。
図75　片手がまったく使えない場合。

（3）全介助の口腔ケア

安全で安楽の姿勢で誤嚥に細心の注意を払い、口腔ケアを行います。

1）開口しにくい場合

指やスポンジ、きわめて軟らかい介助者用ブラシを使用し、脱感作で過敏や筋緊張を取り除きます。最初は実行しやすい部分から清掃を行い、徐々に清掃部位を増やしていきます。歯肉や粘膜を傷つけないように観察しながら行います（図76）。

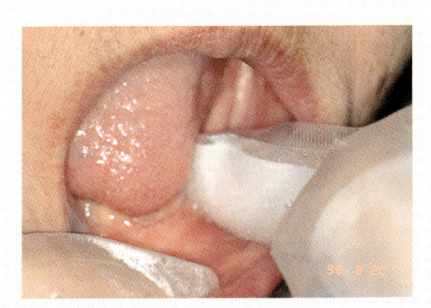

図76　開口しにくい場合。

2）プラーク量が多い場合

歯ブラシについたプラークは、コップの水で洗いながら清掃を行います。誤嚥しないよう余分な水はガーゼ付手袋などで取り除きながら実施します。プラーク量が多い場合は口腔ケア後に口腔細菌が一時的に増加するため、十分な洗口（または洗浄）を行い、1〜2時間誤嚥しにくい姿勢を保ちましょう（図77）。

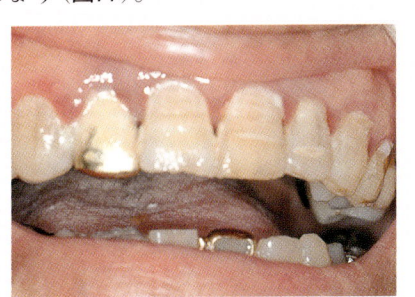

図77　プラーク量が多い場合。

II 機械的コントロールから

3）炎症がひどい場合

きわめて軟らかい介助者用ブラシでなでるように磨きます。痛みがある場合は一度でプラークを除去しようとせず、継続的に行います。炎症がひどく痛みがある場合は、歯周病予防の洗口剤をブラシの毛先につけて磨くことが効果的です（図78）。

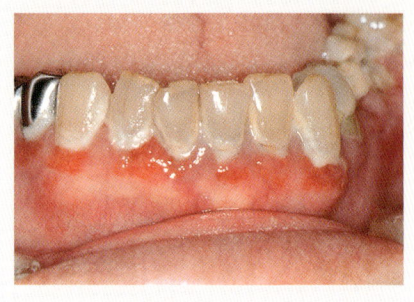

図78　炎症がひどい場合。

4）片麻痺の場合

麻痺側は感覚の低下により食物残渣がたまりやすくなります。きわめて軟らかい介助用ブラシやスポンジブラシで奥から前へ除去します。この場合、義歯にも麻痺側に食物残渣やプラークが付着しやすくなります（図79、80）。

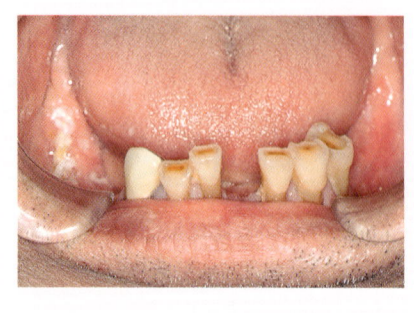

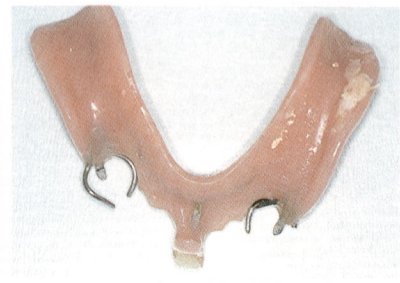

図79｜図80

図79　片麻痺の場合の口腔内。
図80　片麻痺の場合の義歯。

5）誤嚥が特に心配な場合

誤嚥が心配でうがいできない場合や上半身を起こせない場合には、給排水が自動的に行える電動ブラシで口腔ケアを行うことにより、安全かつ安楽に口腔ケアができます（図81-a）。

①給排水が自動的に行える電動ブラシ

a．適度な給水で歯肉を傷つけることなく、プラークが除去できます（唾液の分泌低下による口腔乾燥の場合も爽快な口腔ケアができます）。
b．唾液や水を即座に吸収して誤嚥を防止します。
c．電動ブラシにより効率的にプラークが除去できます（図81-b）。
d．ベッドなどに寝たまま使用できます（図81-c）。

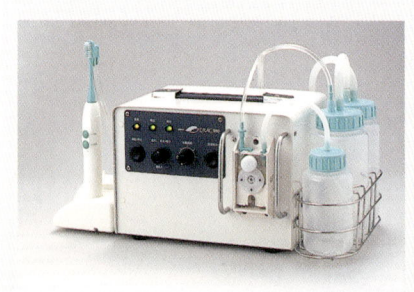

図81-a　全介助者用口腔ケアシステム。
図81-b　給排水が自動的に行える電動ブラシ。 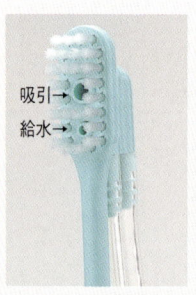
図81-c　寝たまま使用できる。 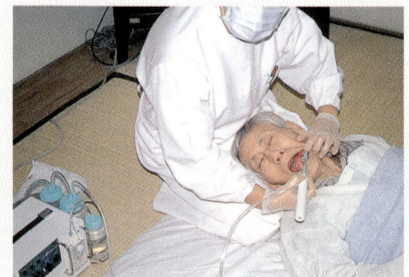

写真協力：今回の口腔写真は岐阜県上矢作町歯科診療所の石黒幸司先生およびスタッフの皆様に多大なご協力を賜りました。さらに、愛知学院大学歯学部　柳原保助教授、名古屋市開業　住友進先生、豊田市開業　永田一夫先生にもご協力いただきました。

● Ⅱ　機械的コントロールから

2-① デンタルフロスの分類と選び方

1. デンタルフロスが必要となる場合

　デンタルフロスは、歯間部隣接面や補綴物連結部、およびブリッジ基底面に使用します。

　糸を張って使用するので、くぼみにあるプラークは除去できませんが、歯ブラシや歯間ブラシが使用できないところに用います。

　デンタルフロスは、隣接面う蝕の予防やフロッシング習慣を得るために乳歯列期から使用すべきでしょう。

　まず、大人が自分で使えるようそれぞれに適応したフロスを選択し、モチベートします。そして、乳歯列が完成される頃の子どもにも使用してあげられるように指導します。この年齢の子どもは歯磨きを嫌がる時期でもありますが、習慣づけるためには、遊びの要素を加え、気をそらせながら、少しずつ慣らしていくことが大切です。子どもが自分でフロッシングができるようになるのは、永久歯が萌出する頃になります。子どもにはホルダーと一体化した操作性の高いもので、しっかり持てるものがよいでしょう。染色をして歯間のプラークがフロスに付着した様子を見せるなどして、フロスの必要性を理解してもらうことも大切です。

2. デンタルフロスいろいろ

　デンタルフロスは、ホルダー付きのものと指に糸を巻き付けて使用するものとに大別されます。

　ホルダー付きのものには、糸とホルダーが一体化したものと、ホルダー部に糸巻きが内蔵されていて、使用する分を引き出してホルダーで張りを持たせて用いるものとがあります。糸の形状は多様で、それぞれの用途に応じた選択が必要です（図1〜6）。

3. デンタルフロスの選び方

（1）ワックス付きフロス

　一般的に、ワックスが付いていることで滑りが良くなり、歯間部に挿入しやすいと考えられているようですが、その解釈は誤りです。ワックスはフィラメントのほぐれを防ぐためのコーティング剤として使用されているものです。その利点を生かし、例えば隣接面にカリエスや充填物、補綴物などがある場合は、ワックス付きフロスを使用するべきです。アンワックスフロスを使用するとフィラメントの一部が引っかかり、フロスがほぐれて切れてしまうことがあります（図7）。歯間部に残ったフィラメントの

Ⅱ 機械的コントロールから

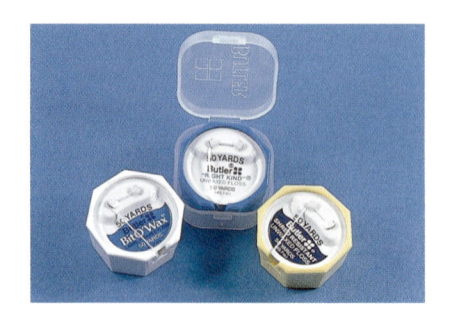

図1 フロスは多数のフィラメント（繊維）が集まって一本の糸状になっており、ワックスでコーティングされたものと、ワックスがついていないものがある。

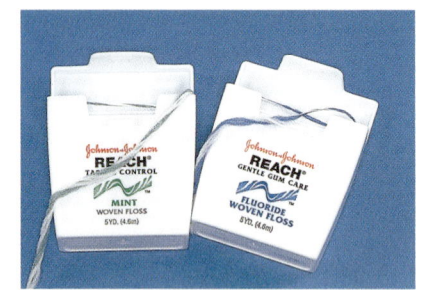

図2 ひも状フロス。

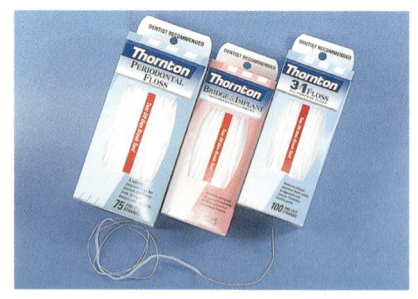

図3-a 多機能フロス。

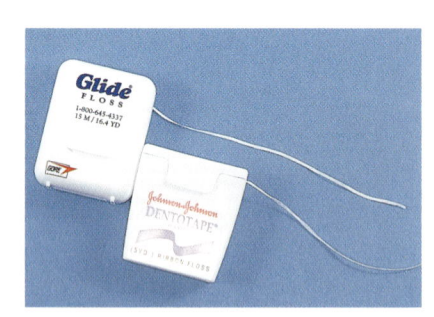

図3-b 多機能フロス。

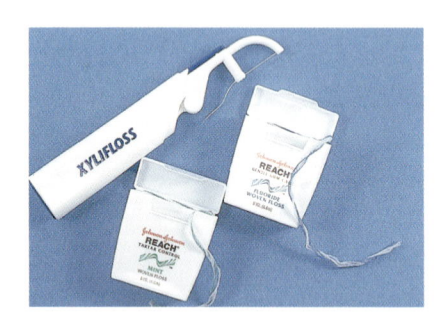

図4 その他の工夫が施されたフロス。

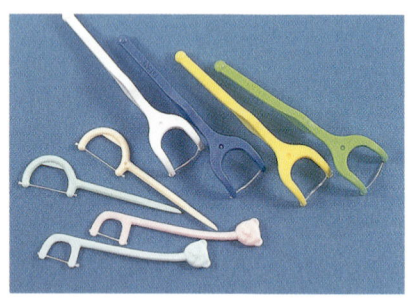

図5 使い捨てのホルダー付きフロス。フロスとホルダーが一体化したタイプ。

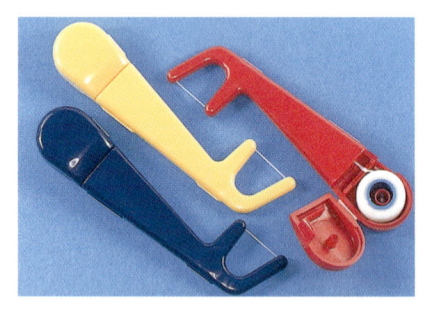

図6 フロス内蔵ホルダー付きフロス。糸巻きフロスがホルダーに内臓されているタイプ。

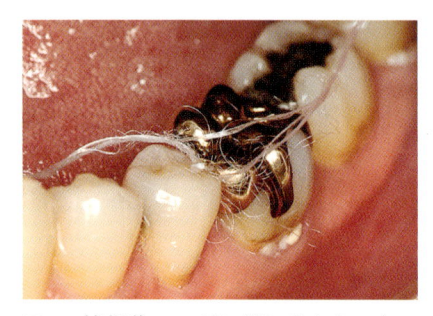

図7 補綴物マージン部にひかかったアンワックスフロス。

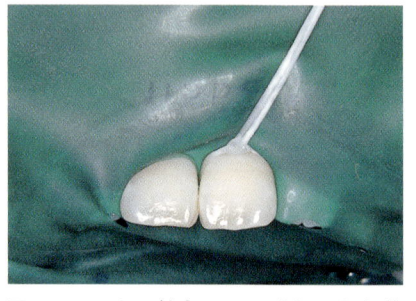

図8 ワックス付きフロスはしっかり結ぶことができる。

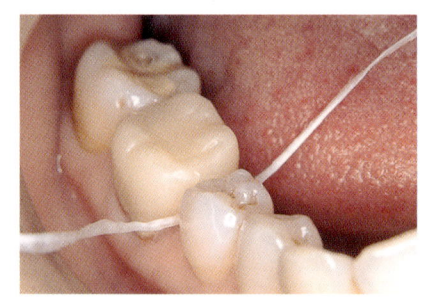

図9 プロビジョナルに使用するワックス付きフロス（6 プロビジョナルクラウン）。

一部を除去することは余分な作業となり、意欲を減退させてしまいます。また、ワックス付きフロスは結ぶときに緩みにくく、しっかり結ぶことができます（図8）。

しかし、コーティングされたワックス量が多いと、コンタクトの強い場合などに歯間にワックスが残ることがあります。このような場合には片面だけにワックスのついた製品（グライドフロス）などを選ぶと

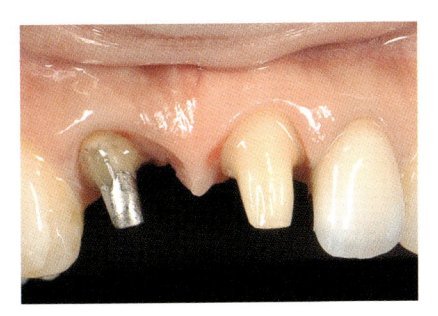

図10-a　審美性を考慮したオーベイドポンティックに接する歯肉。

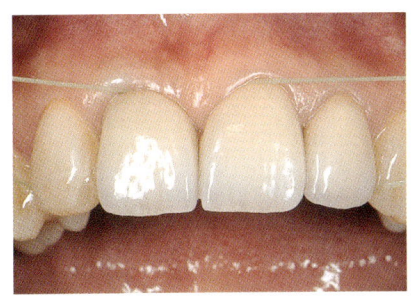

図10-b

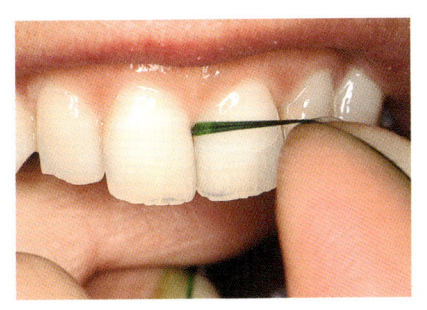

図11-a　バトラーカインドは極細のフィラメントによる構成のため、歯面に押し当てると広がりやすい（緑に染色）。

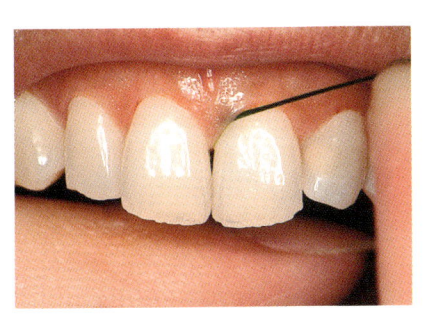

図11-b　歯面へのフィット性に優れるため、歯肉溝に入れることができる（傷つけぬよう注意）。

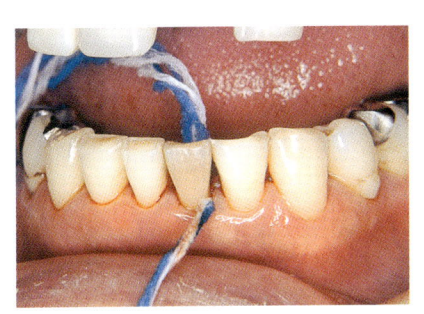

図12　ひも状フロスは伸縮性に優れ、コンタクト部をスムーズに通過し、広い空隙部ではフィット性に優れる。

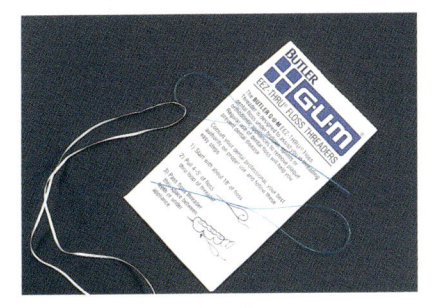

図13　フロスシュレッダー。

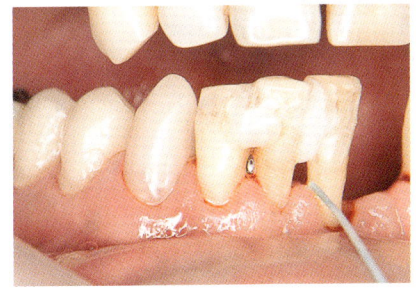

図14-a　スーパーフロスのシュレッダー部を連結した歯牙の空隙部から通す。

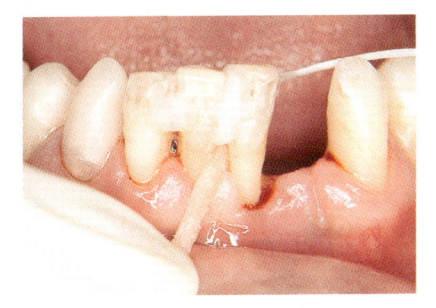

図14-b　ひも状のところでストローク。

よいでしょう（図9）。また、ワックス量が少ないうえに軟らかく、フィット性に優れた製品（バトラービトーワックス）もあります。例えば、審美性を考慮してデザインされたオーベイドポンティクなどの場合、ポンティック基底面やカントゥアーと歯肉の接触が強く、歯肉にダメージを与えないようフロスも厳選しなくてはなりませんが、このような場合に最適です（図10-a、b）。

（2）アンワックスフロス

アンワックスフロスは、歯面に押し当てたときに広がりやすくできています。そのため、ワックス付きフロスよりコンタクトポイントをスムーズに通過させることができます。コンタクトの狭い場合や叢生の場合に使用しやすいでしょう。また、ワックス付きに比べて軟らかいため、使用感が軽く、歯面にフィットさせやすいので、歯肉溝など細部でのプラークの除去率が高くなります。例えば、バトラー・ライトカインドなどは極細のフィラメント306本に

II 機械的コントロールから

よって構成されているため、その特性が生かされています（図11-a、b）。しかし、前述したように隣接面にう蝕や充填物・補綴物などがある場合には、たとえ数ミクロンのわずかな凸凹にもフィラメントが引っかかってしまうため、使用すべきではありません。また、細く軟らかいフロスは、強く張って使用することによって歯肉を傷つけやすいことも十分に考慮しなくてはなりません。

（3）ひも状フロス

ひも状フロスは、フィラメントが絡むように糸よりになっており、太く伸縮性に富んでいます。フロスを強く張ると細くなり、コンタクト部を通過しやすくなります（図12）。そして、張りを緩めると太くなり、空隙部にフィットさせやすくなるため、欠損補綴歯に使用しやすいといえます。また、歯周病などにより歯肉退縮した露出歯根面へのフィット性に優れるため、適しています。連結部にはフロスシュレッダー（糸通し）を使用します（図13）。つまり、歯根面が露出した歯牙など、歯間空隙の広い部位のプラーク除去率が高く、軟らかいので操作による摩擦も生じにくいといえます。また、歯間ブラシを使用する際に中心部のワイヤーによって歯質を傷付けたり、摩耗させる危険性が高い人には、ひも状フロスを勧めた方が安全でしょう。

（4）多機能フロス

多機能フロスの代表的なものとしては、スーパーフロスがあげられます。フロスシュレッダーとひも状フロス・アンワックスフロスが一体化しているため、さまざまな部位に対応できます。特に、ブリッジやインプラントなどの連結部への操作性に優れています（図14-a、b）。

（5）その他工夫が施されたフロス

その他、フッ化物やキシリトールをフロスにしみこませたり、ミントなどのフレーバーを付けることで、フロスの使用意欲を高める工夫がなされているものもあります。

（6）ホルダー付きフロス

フロスとホルダーが一体化していることにより、指でフロスを保持したり、張って使用する難しさが解消されるため、フロッシングを容易に、手軽に行うことができます。

大別するとF字型とY字型があります。F字型は下顎前歯に使用しやすく、Y字型は上顎前歯や臼歯に使いやすいといえます。

また、Y字型で糸の張りやたわみが工夫されている製品（ウルトラフロスなど）は、たわみによってコンタクトポイントの通過がスムーズになり、歯肉に突き刺さる衝撃を予防できます。さらに、そのたわみによって臼歯部の隅角部などにもフィットさせやすく、耐久性にも優れており、繰り返し使用することが可能です。

また、ホルダー付きフロスには糸巻きフロスがホルダーに内臓されているもの（フロス内臓ホルダー付きフロス）があり、必要量フロスを出して使うことができ、経済的です。

歯間にフロスを張って挿入し、歯面に沿わせて操作をすることは大変難しいのですが、ホルダー付きフロスを使用することによって、かなり操作しやすくなります。特に、口輪筋や頬筋が硬く厚みがあり、口内での操作が困難であったり、顎関節症などによる開口障害がある場合には指で届く範囲に限界があるため必須です。

● Ⅱ 機械的コントロールから

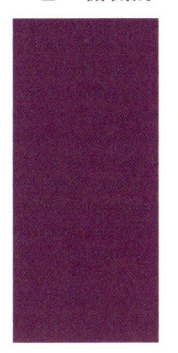

2-② デンタルフロスの使い方と指導のポイント

1. 基本的な使い方を知ろう

　ひも状のものは、隣接面や補綴物の基底面に使用します（図1）。指に巻きつけて張って使用したり（図2）、手にぐるっとひと回りするくらいの長さにカットして輪にして結び、人差し指と親指でつまむように持って使います（図3）。

2. 対象に応じた使い方：自分で使用してもらう場合

　歯間部の方向を自分で理解するのが難しいため、絵や顎態模型を用いて確認しましょう（図4）。
　鏡を見ながら上顎前歯より始めます。まず、切縁部歯間にフロスをおきますが、このとき、どちらか一方の指は必ず口内、口蓋側にあることが大切です。フロスを歯間に挿入する際には、「のこぎりを引くように」前後に動かしながらゆっくり挿入していきます。そして、コンタクトポイントを通過したら、歯肉に突き刺さらないように力を抜き、歯面にフロスをフィットさせて上下に動かします。歯間部には2面の隣接面がありますので、それぞれの面を清掃させるよう注意します。

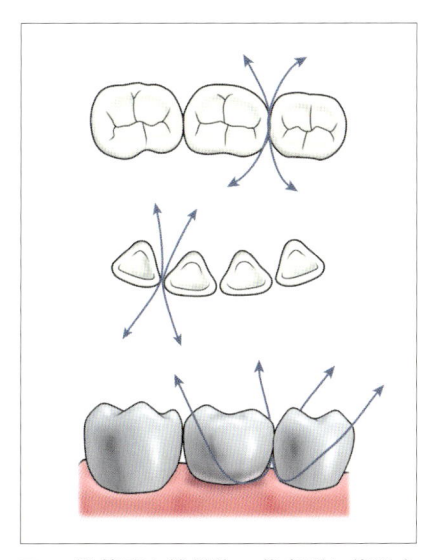

図1　隣接面や補綴物の基底面に使用する。その際、必ずフロスが歯面、基底面に当たるようにする。

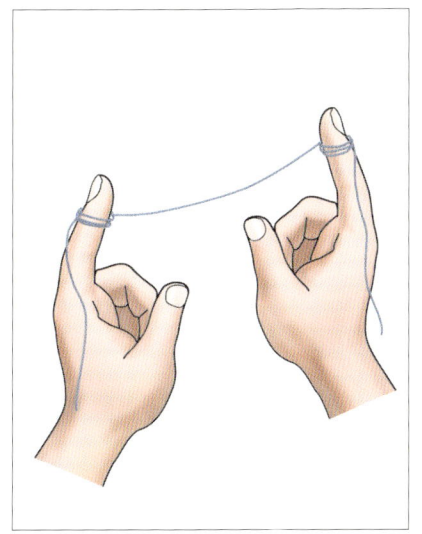

図2　指に巻きつけて張る。

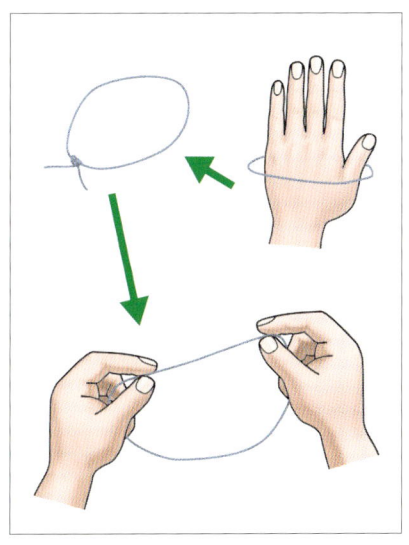

図3　手をぐるっと回るくらいの長さにカットし、人差し指と親指でつまむように持つ。

Ⅱ 機械的コントロールから

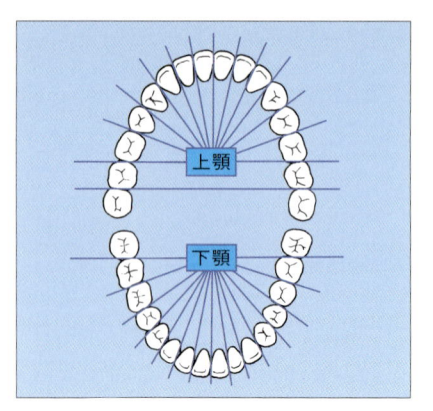

図4　フロッシング指導時の歯間の方向。

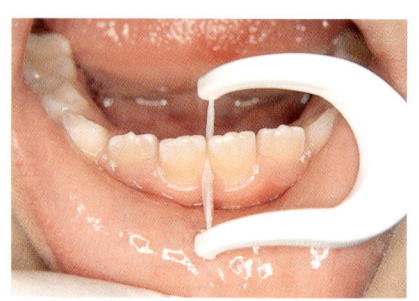

図5-a　乳歯は歯冠長が短いので、操作性に優れたホルダー付きフロスを選ぶ。

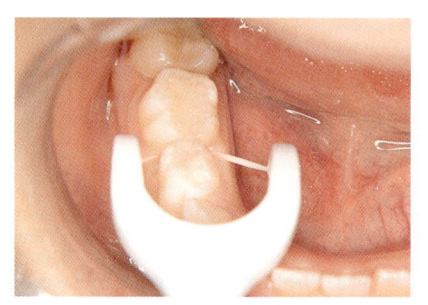

図5-b　萌出したばかりの永久歯。子どもが興味を示すよう、自分でフロッシングする指導も行う。

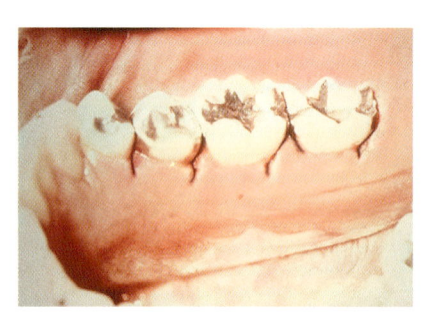

図6　フロッシングによる歯肉の損傷。

3. 対象者に応じた使い方：保護者が子ども（乳幼児）に使用する場合

　乳幼児期からフロッシングを習慣づけることはとても大切です。この時期の子どもはブラッシングさえ嫌がることが多いので、手早くできるようホルダー付きのものを使います。小さな口でも違和感が少ないコンパクトなものが最適です（図5-a、b）。乳歯は歯冠長が短いので、力を入れすぎて歯肉を傷つけないよう注意します。安定したフロッシングをするためにも子どもの頭を膝に乗せ、のぞき込んで使います。子どもが興味を示し、自分で使いたがるようになったら、鏡を見ながら前歯から少しずつ練習します。このときも、やはりホルダー付きが使いやすいと思われます。使用中はよだれ（唾液）がたくさんでるので、タオルをかけて行うとよいでしょう。

4. 誤った使用に関する注意点

　コンタクトポイントを通過させる際に、歯肉方向に向けて一気に入れようとしても、フロスがスムーズに通過しないばかりか、歯肉を傷付けてしまいます（図6）。必ずゆっくり動かしながら挿入するのがコツです。また、歯間に挿入しても歯面にフィットさせなければ効果がありません。同様に、ポンティック部に挿入したときも基底面や支台歯の隣接面にフロスがフィットするよう工夫します。

● Ⅱ 機械的コントロールから

3-① 歯間ブラシの分類と選び方

1. 歯間ブラシが必要となる場合

歯間部や歯頸部は歯ブラシの毛先が届きにくく、歯ブラシだけでは磨けない場所です（図1-a、b）。図2に示すように「歯ブラシ」と「歯ブラシ＋歯間清掃用具」を用いた場合の歯間部のプラーク除去率には大きな差があります。

隣接面のプラークを放置しておくことは、う蝕や歯周病の発生につながります。歯間部にわずかでも空隙が目視できる場合は、歯間ブラシを使用しての歯間清掃が可能です。歯間部に空隙がない場合は、デンタルフロスやデンタルテープを使用します。なお、歯間ブラシの使用が歯根や歯間に弊害をおこさない商品の選択や、リコール時に状況に応じた微調整指導を行うことも忘れてはなりません。

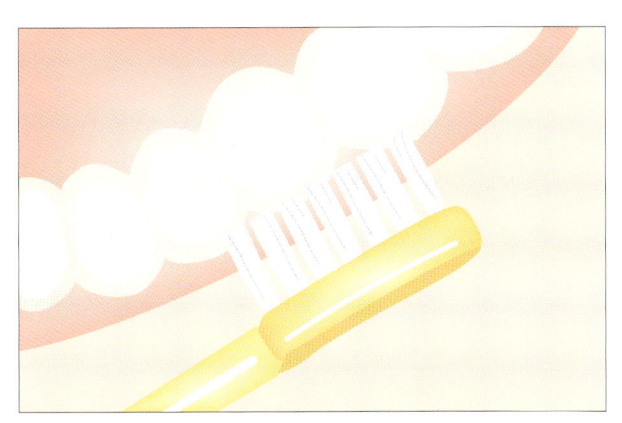

図1-a　歯間部には歯ブラシの毛先が当たりにくい。

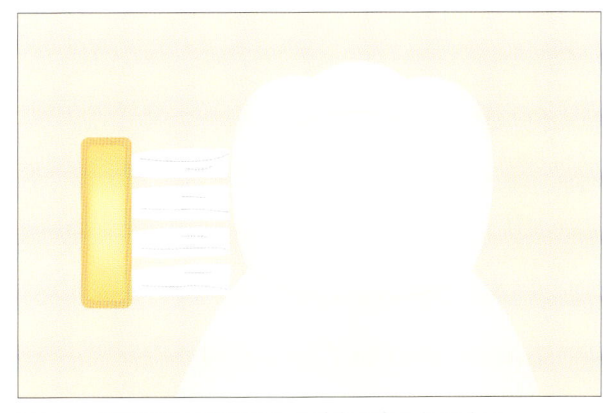

図1-b　歯頸部には歯ブラシの毛先が当たりにくい。

図2　歯ブラシのみでは約60％の歯間部のプラークしか除去できませんが、歯間清掃用具を併用することにより、プラーク除去率を95％にも上げることができます（山本昇，長谷川紘司他：Interdental BrushとDental Flossの清掃効果について．日歯周誌，17（2）：258〜264，1975より改変して引用）。

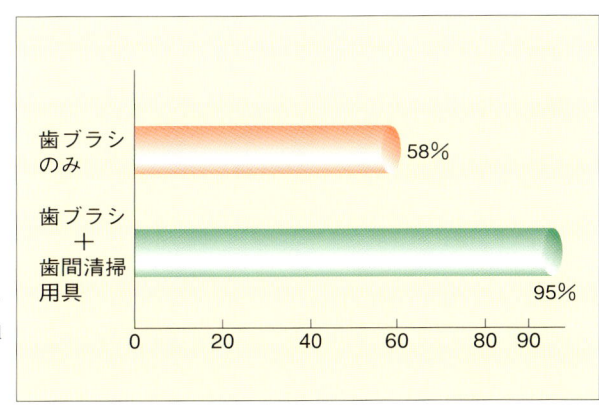

2. 歯間ブラシいろいろ

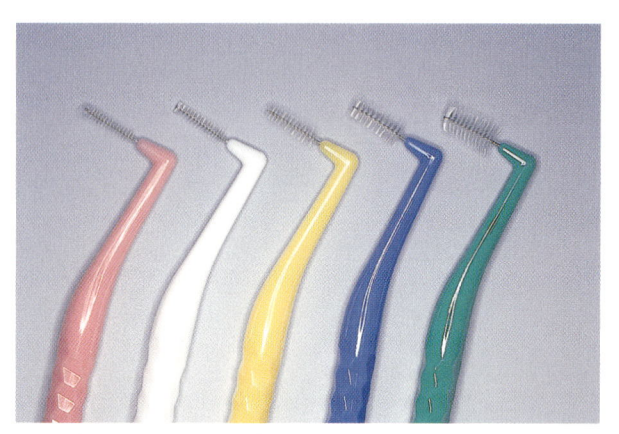

図3 歯間ブラシのサイズ。

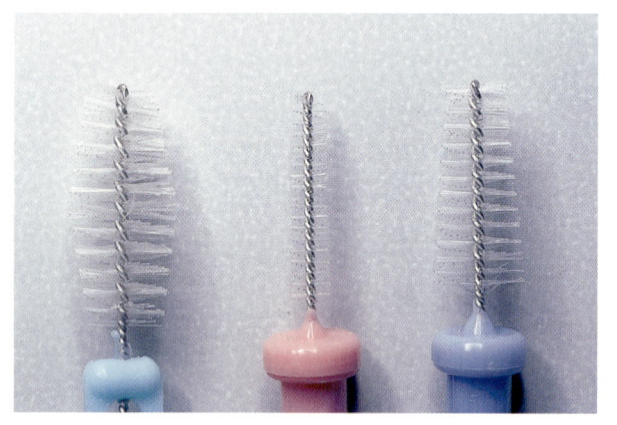

図4 歯間ブラシのブラシ部の形(左から樽型タイプ、シリンダータイプ、テーパータイプ)。

1) 歯間ブラシのサイズによる分類(図3)

歯間ブラシには、SSS、SS、S、M、L、LLなどのサイズがありますが、メーカーにより統一されていないのが現状です。このため、表示されているサイズはあくまでも同一ブランド中での違いであり、歯間の大きさを見て判断できる目を養うことも必要です。

2) ブラシ部の形による分類(図4)

一般に、細い歯間ブラシのブラシ部はシリンダータイプが多く、太くなるにつれテーパータイプが多くなり、歯間に適合しやすくなります。また、樽型ブラシもあります。しかし、炎症がある場合は、歯肉を傷つける可能性があるため、炎症が治まってから使用することを勧めます。

3) ワイヤーの強さ

最近は超合金ワイヤーを使用した歯間ブラシが登場し、通常のステンレスワイヤーと比較して、腰が強いため、曲がりにくく折れにくくなりました。さらに、歯間に確実に挿入でき、清掃がスムーズにできるという利点があります。

4) 柄の形、長さ(図5)

「ストレート」と「アングル付き」があります。患者や歯間清掃の場所にあわせた選択方法は以下の通りです。

①ストレート

前歯部では操作しやすいのですが、臼歯部はワイヤー部分を曲げて使用する必要があります。そのため、折れやすくなることもあります。

②アングル付き

ワイヤーを曲げる必要がなく、超合金ワイヤーとの組み合わせにより、耐久性が飛躍的に向上し、ま

3-① 歯間ブラシの分類と選び方

た臼歯部で特に操作しやすいため、ストレートに代わって広く使われています。

③アングル付き（ロングホルダー）

大臼歯部や特に最後臼歯部の遠心の操作に適しています。また、ロングタイプの方が把持しやすいため、不器用な成人、高齢者にも適しています。

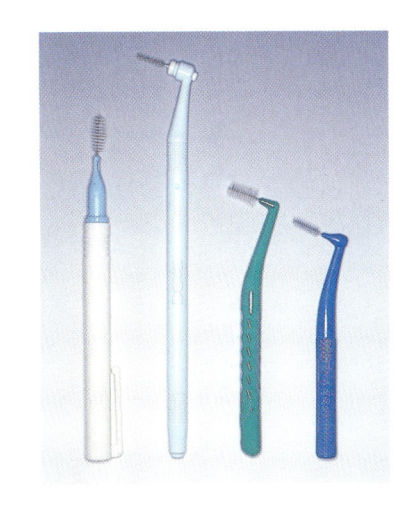

図5　歯間ブラシの柄の形と長さ。

3．患者さんにあわせて選ぼう

1）サイズの基本的な選び方

図6の左図のように、歯間空隙に比べて歯間ブラシが小さすぎては効率的に歯間清掃ができません。一方向に動かす場合は、空隙にぴったりのサイズを選択します。強い力を加えなければ入らない場合は、歯間ブラシが太すぎることを意味します。また、空

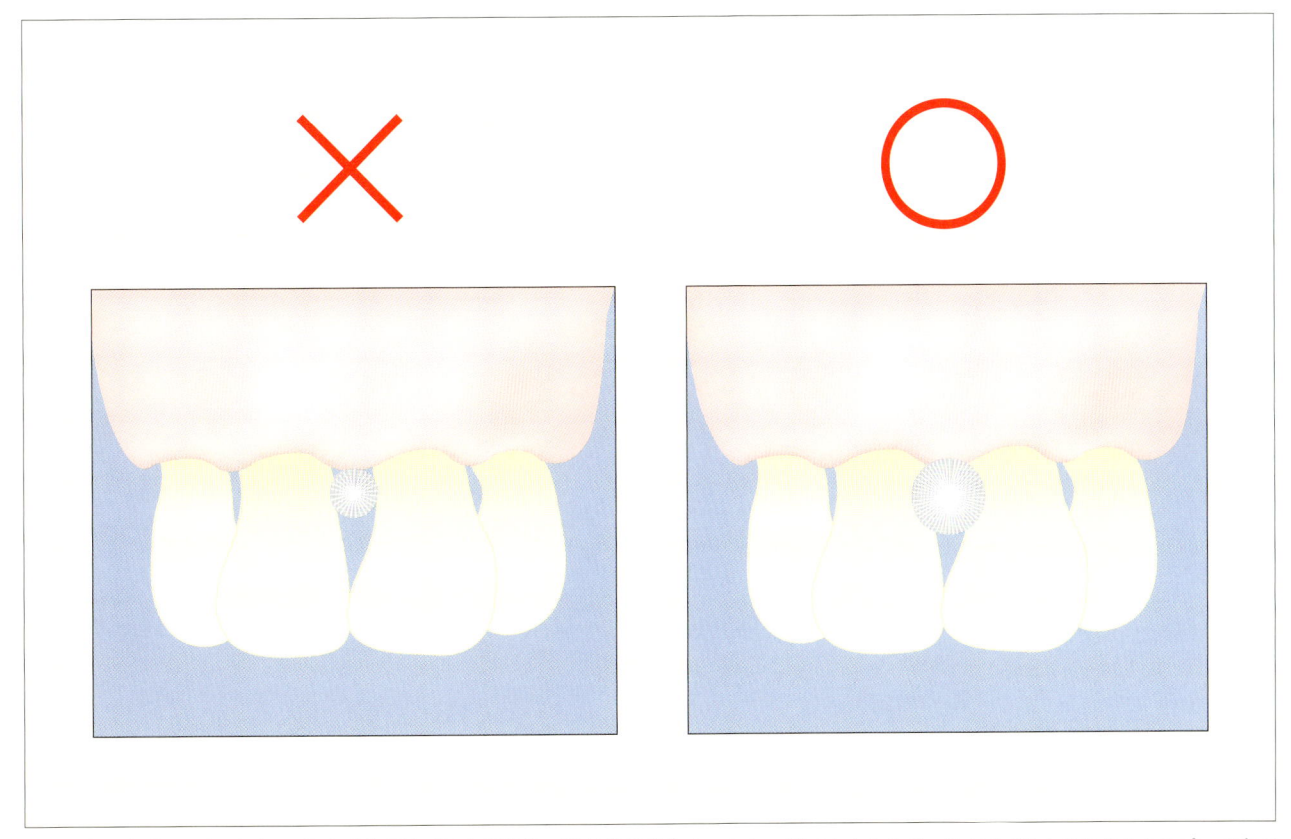

図6　歯間空隙にぴったりのサイズを選ぶ（岡本浩監修：別冊歯科衛生士　これ一冊でわかるサポーティブペリオドンタルセラピーのすべて─臨床の基本編─．クインテッセンス出版，1999を参考に作図）。

81

Ⅱ 機械的コントロールから

隙が広く4方向に動かす場合は、「ぴったり」のサイズを選ぶよりは余裕を持って刷掃方向を変えられる「少しゆるめ」、つまり少し小さめのサイズを選択します。

特に歯肉に腫脹がある場合は、小さめの歯間ブラシを使用し、炎症が治まってから徐々に適当なサイズに変えて効率的に歯間清掃ができるようにします。

歯間空隙の状態にあわせた基本的な選択方法を表1に示します。

表1 歯間にあわせた基本的な選択方法

SSS / SS	狭い歯間部や歯肉腫脹部位などに使用する
S	軽度の歯肉退縮部位や歯列不正部位などに使用する
M	歯肉退縮部位、ブリッジ・矯正装置などに使用する
L / LL	広い歯間空隙や歯根露出部、インプラントなどに使用する

2）状況別選び方・同じ部位でも届きにくい時には？

頬が厚かったり、口が開きにくい場合は、アングルのついたロングホルダーの歯間ブラシを使用します。頬が厚い場合や頬側臼歯部に挿入しにくい場合は、口を大きく開かず、頬をひくようにして操作します。

また、歯間ブラシが届きにくい場合はシングルタフトブラシを使用するとよいでしょう。

3）状況別選び方・患者さんが不器用な場合は？

アングルのついたロングホルダーの方が把持しやすいため、操作しやすくなります。

手鏡で清掃部位を確認しながら行うことが大切です。誤った操作による為害作用を正確に伝えておきましょう。

● Ⅱ　機械的コントロールから

3-② 歯間ブラシの使い方と指導のポイント

1．基本的な使い方を知ろう

1）清掃する部位
①舌（口蓋）側面、②歯間部、③頬側面の清掃を行います。歯間ブラシを単に通すだけでは、②の歯間部のみの清掃にとどまってしまいます。舌（口蓋）側や頬側の隅角部まで「面」で清掃します（図1）。

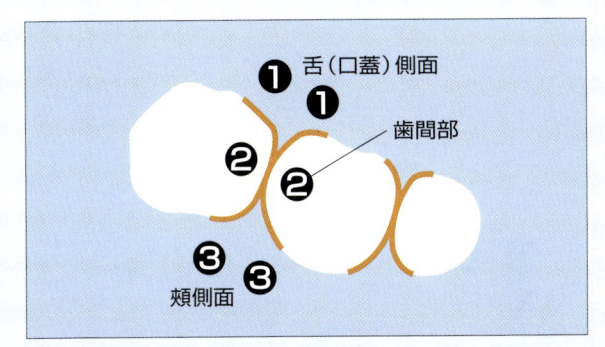

図1　歯間清掃は舌側、頬側の隅角部まで「面」で行う。

2）挿入方向
歯と歯の間に垂直に挿入します。頬側から使用するだけでなく、舌（口蓋）側からも使用します（ただし、前歯を除く）（図2）。

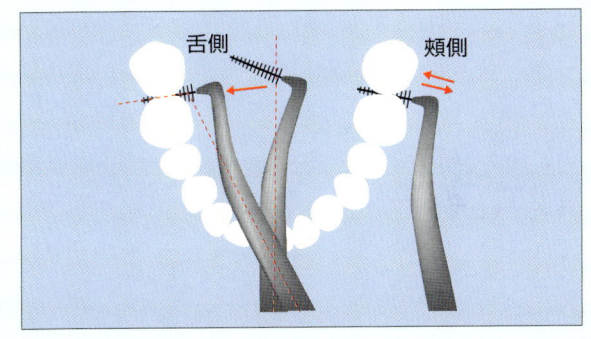

図2　歯と歯の間に垂直に挿入する。

3）持ち方
歯間ブラシを持っている手の小指または薬指を顎や頬に固定し、毛先を歯間乳頭にあわせて挿入します（図3）。

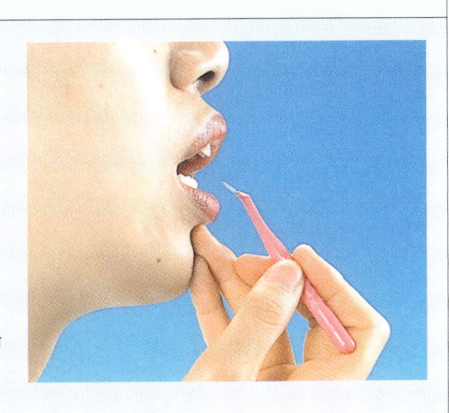

図3　顎や頬に固定して挿入する。

Ⅱ　機械的コントロールから

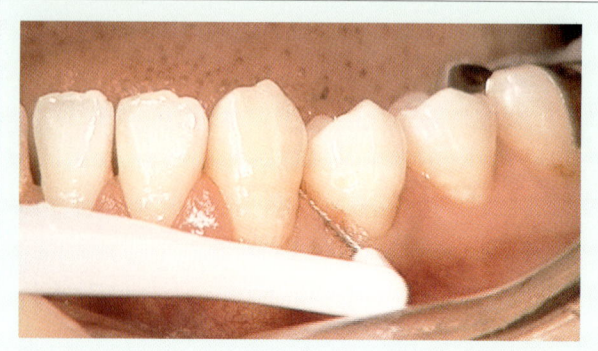

図4　圧迫して毛先を歯周ポケットの中に入れて清掃する。

4）動かし方

　歯肉を傷つけないように歯肉にそって挿入します。歯肉に炎症が起きている場合は、歯周ポケットの中に歯間ブラシの毛先が入るように軽く圧迫して清掃します。痛みが強い場合は、歯間ブラシは使用しないで歯ブラシによるプラークコントロールにより痛みがやわらいでから使用します。この場合は、歯間に対して小さめの歯間ブラシを選択し、歯肉を傷つけないよう注意深く清掃します（図4）。

2．歯間ブラシの特徴にあわせた使い方

1）「ストレート」タイプ

①前歯部への応用

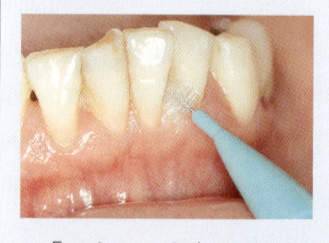

図5　ストレートタイプの前歯部への応用。

　「ストレート」タイプは、前歯の唇側はそのままで使用できますが、舌側、口蓋側からは使用できません。前歯部舌側、口蓋側から使用する場合は、「アングル付き」を使用します（図5）。

②臼歯部への応用

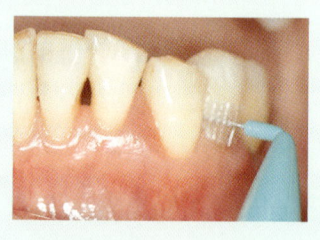

図6　ストレートタイプの臼歯部への応用。

　奥歯に「ストレート」タイプの歯間ブラシを使用する場合は、ホルダー部を曲げて挿入します（図6）。

2）「アングル付き」タイプ

①前歯部への応用

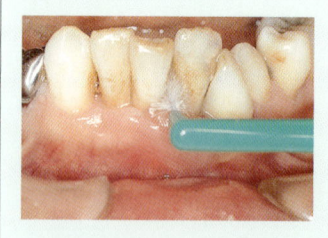

図7　アングル付きタイプの前歯部への応用。

　「アングル付き」タイプを前歯に使用する場合は、ホルダーを横、または縦にして、ブラシ部を垂直に挿入します（図7）。

②臼歯部への応用

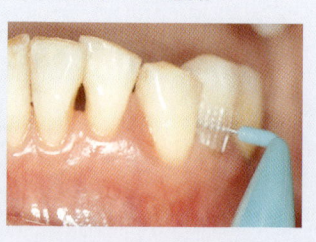

図8　アングル付きタイプの臼歯部への応用。

　はじめから角度のついた「アングル付き」タイプの歯間ブラシは、奥歯にも使用しやすくなっています（図8）。

3．部位に応じた効率的な使い方

1）歯間部が狭い場合
①前歯部への応用

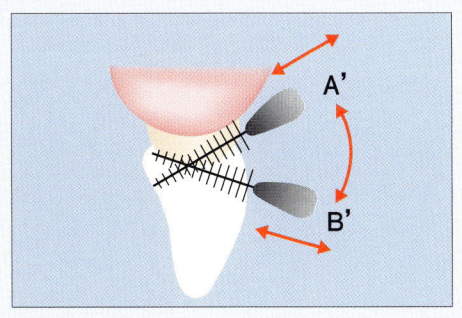

図9 歯間部への応用。

　上顎前歯は図9のように歯間乳頭にそって上から下に向けて挿入し、唇側の隣接面を中心に清掃します（A'）。口蓋側は歯間ブラシのホルダーを少し下げて、逆に、歯間乳頭にそって少し上に向けて挿入します（B'）。

②隅角部への応用

図10-a 図10-b
図10-c 図10-d

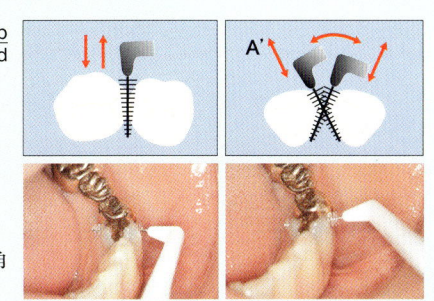

図10-a～d　隅角部への応用

　図10-aのように一方向の動きでは、歯間部のプラークしか除去できません。図10-bのように二方向から清掃することにより、歯間清掃部位を隅角部まで広げて清掃することができます。例えばA'から挿入した場合、A'側の歯の唇側隅角部を清掃しながら、隣接歯舌（口蓋）側隅角部まで清掃します。

2）歯間部が広い場合
①隅角部への応用

a.ブラシ部を少し曲げます（図11-a）。
b.ブラシの先端が上を向くようにして歯と歯の間に挿入します（歯肉を傷つけないため）（図11-b）。
c.歯間ブラシの先端を90度回転し、ブラシ部の曲げを利用して、歯頸部の広範囲にブラシが当たるようにします。
d.歯周ポケット内のプラークを除去できるように歯間ブラシを少し圧迫して、歯頸部に沿って、半円状に2～3回、前後に動かします（図11-c）。
e.180度先端を回転し、反対側の歯の面も同様に操作します（図11-d）。
f.歯間ブラシを取り出すときのポイントは、歯肉を傷つけないように挿入時と同様に歯間ブラシの先端を上に向けて取り出します。

（新潟大学　岩久教授による）

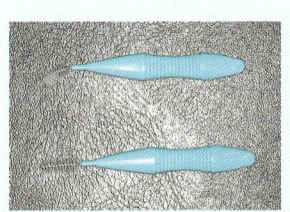

図11-a　ブラシ部を少し曲げる。
図11-b　ブラシの先端が上を向くようにして挿入する。 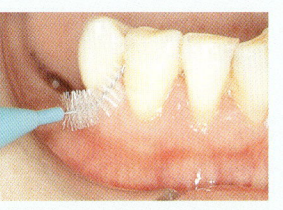
図11-c　歯頸部に沿って半円状に2～3回、前後に動かす。 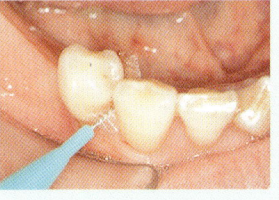
図11-d　反対側の歯の面も同様に操作する。

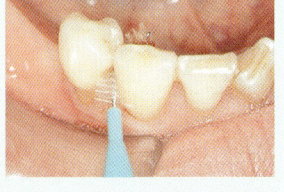

Ⅱ　機械的コントロールから

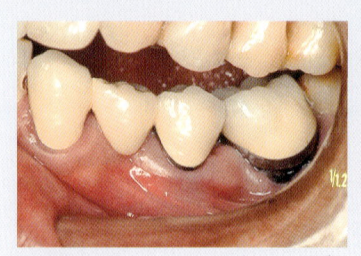

図12-a

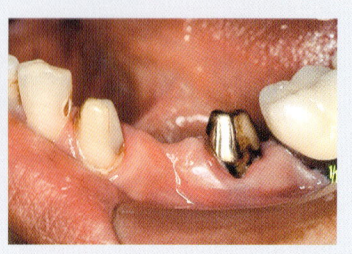

図12-b

図12-a、b　ブリッジと隣接歯の歯間部にう蝕が…。
図13　歯頸部は歯ブラシでプラーク除去。

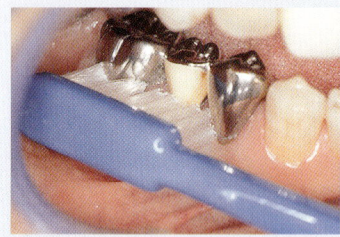

図13

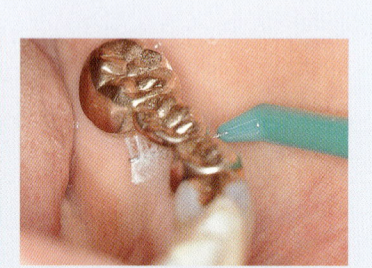

図14-a　ダミー歯頬側遠心。
図14-b　ダミー歯頬側近心。
図14-c　ダミー歯舌側遠心。
図14-d　ダミー歯舌側近心。

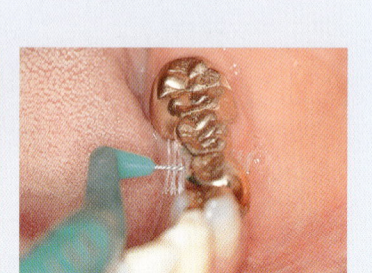

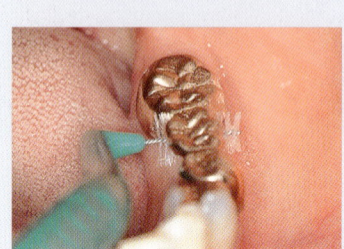

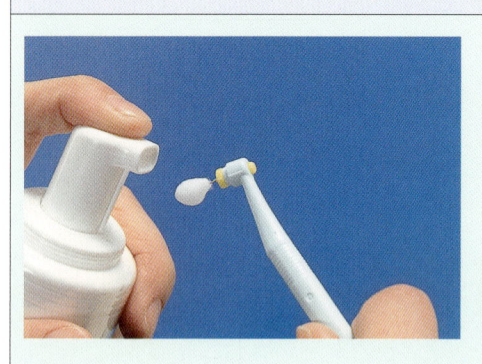

図15　フォーム状の歯磨剤をつけてう蝕予防を!!

3）ブリッジの歯間清掃

ブリッジは、ダミー歯基底部と歯肉の境目やブリッジ支台歯との歯の歯間清掃が特に大切です（図12-a、b）。手順としては、まず、歯ブラシで基底部と歯肉の境目を頬側と舌（口蓋）側から清掃します。しかし、このとき歯間部には歯ブラシの毛先が届いていません（図13）。ブリッジダミー歯は、頬側の遠心と近心、舌（口蓋）側の遠心と近心に分けて清掃します（図14-a〜d）。また、ブリッジと健全歯との歯間部も同様に行います。

4）効果的な使用方法

ブリッジの隣接面や歯頸部のう蝕を予防するためにフッ化物が配合されたフォーム状の歯磨剤（研磨剤無配合）をブラシにつけて使用します（図15）。

4．誤った使用に関する注意点

（1）禁忌3箇条

| その1）ワイヤーの先端で歯肉を傷つけない（鏡を見て慎重に挿入する）。 | その2）すき間の小さい歯間には、無理に挿入しない（その場合はデンタルフロスを使う）。 | その3）力を入れすぎない。 |

（2）こんな場合は注意が必要

歯間ブラシはきちんと使用していれば問題はありません。ただし、無理な挿入や過度な力が加わっている場合には、軟組織や硬組織が傷つきます（図16）。患者自身が気づかない場合もあるため、リコール時のチェックは欠かせません。表1に臨床的に注意が必要な患者の例をあげておきます。

その他にも処方や指導の際に以下の点に注意してください。

1）歯肉に炎症がある
歯肉の腫脹がひどく、痛みがある場合は歯間ブラシは禁忌です。軟らかい歯ブラシでやさしく磨いて、ある程度歯肉が改善してから使用します。

2）前歯部
前歯部で歯間ブラシを使用する際は、特に歯間乳頭部を退縮させないように手鏡を見ながら、歯肉に沿って挿入します。歯肉に炎症がある場合は歯肉の改善（ひきしまり）により歯間部歯肉に少量の退縮がおこることを事前に伝えます。特に歯間ブラシの使用による弊害で歯肉退縮がおこることがないよう選択や使い方については注意が必要です。

3）歯周病などで歯肉が退縮している場合
歯間ブラシが当たる部分の歯根象牙質は柔らかいため、削れやすい状況にあります。強くこすりすぎないように十分な注意が必要です。

4）全身疾患
全身疾患があったり、薬の副作用で唾液の分泌量が少ない場合は、特にワイヤーなどで歯肉や歯根を傷つけないよう注意が必要です。

5）歯間ブラシの継続使用により、歯間乳頭の消失やクレフトが認められる場合
歯間ブラシが太すぎないか、使用方法が誤っていないかの再確認と適切なアドバイスが必要です。

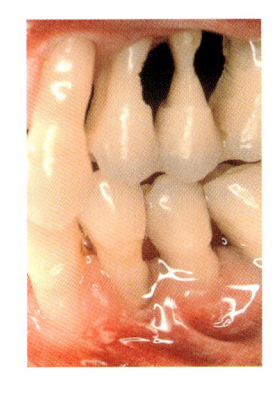

図16　歯間ブラシの誤った使用で歯を削ってしまった例（日本歯科大学　鴨井久一教授のご厚意による）。

表1　臨床的に注意が必要な患者

・熱心な患者 ・歯周初期治療の段階で歯肉出血が劇的に減った患者 ・歯間ブラシ圧の強い患者 ・歯間ブラシが消耗しても交換意識のない患者 ・適合しない歯間ブラシを無理に使用する患者	➡ ストロークを小さくして、歯面や歯肉に金属の軸が当たるゴリゴリ感があってはならないことを強調しましょう。

● Ⅱ　機械的コントロールから

4-①　シングルタフトブラシの分類と選び方

1. シングルタフトブラシが必要となる場合

　シングルタフトブラシは植立毛が一束の歯ブラシです。ヘッドが小さく操作性に優れることから、多様な用途があります。特に、歯ブラシを使用してもプラークが残りやすい歯頸部や舌側面、臼歯の隅角部や最後臼歯遠心面にも、ブラシの毛先を当てやすくできています。歯間ブラシやデンタルフロスを使用しにくい部位にも容易に使用することができ、比較的短時間にプラークを除去できます。

2. シングルタフトブラシいろいろ

　シングルタフトブラシには、ハンドル部とブラシ植毛部が一体化したものと、ブラシ部を交換できるものとがあります。いずれもブラシ部が適切に当たるようハンドル部に安定性があり、えんぴつ持ちなどがしやすい形になっています（図1-a、b）。また、毛束の長さ、形態もさまざまです（図2）。

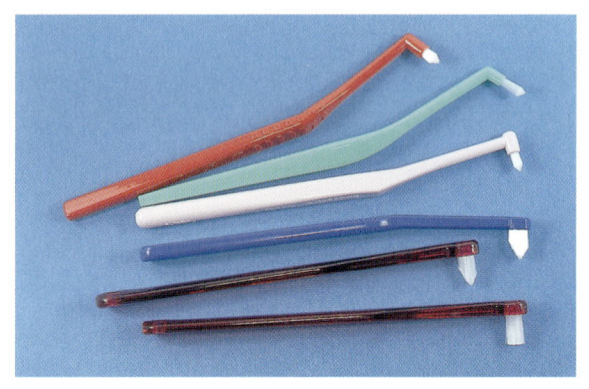

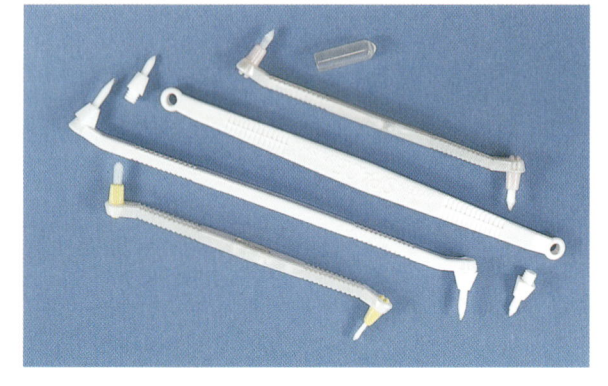

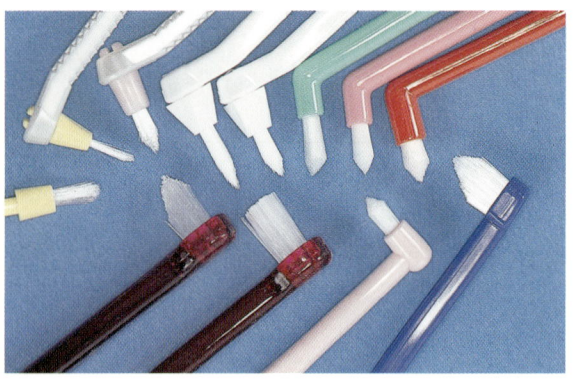

図1-a｜図1-b
図2

図1-a　ハンドル部とブラシ植毛部が一体化したシングルタフトブラシ。
図1-b　ブラシ部を交換できるシングルタフトブラシ。
図2　シングルタフトブラシのブラシ部は多種多様である。それぞれの特徴を生かして選択していく。

表1 毛丈に応じた適応部位

短毛（S）	・歯頸部 ・歯質脱灰面 ・乳歯萌出期 ・外科処置後 ・歯肉炎のあるところ ・知覚過敏 ・根分岐部 ・複雑な補綴歯、歯肉接触部など
短毛（M）	・咬合面裂溝 ・半萌出歯および萌出途中歯 ・最後臼歯遠心面 ・シャベル型歯や口蓋裂溝歯などの特徴的歯牙形態 ・歯列不正歯、捻転歯、傾斜歯 ・清掃用具を使用することへの嘔吐反射の緩和 ・舌癖および悪習慣 ・低い歯冠高径 ・浅い口腔前庭 ・頬筋・口輪筋の圧迫
長丈（S、M、LS）	・進行した根分岐部病変 ・インプラント歯を含む複雑な欠損補綴歯 ・ブラッシング圧が強度であるため、歯間ブラシ使用においても隣接面を摩耗させる危険性の高い場合 ・歯間ブラシ使用の困難な場合

3. シングルタフトブラシの選び方

　シングルタフトブラシには、毛丈や毛質、植立状態の異なるものがありますので、毛先が適切に当たるかどうかを目安にして選択するとよいでしょう。毛先が当たらなければプラークを除去することはできません。

　毛丈の選択においては、毛先が当たりやすい長さのものを選びます。歯頸部や咬合面裂溝などには毛丈の短いもの、複雑な形態の補綴歯や歯間ブラシを使用しにくいところなどには毛丈の長いものを選びます。表1に毛丈に応じた適用を整理しました。

　毛質においては、軟組織に関係するところには、「S」や「LS」などの軟らかいものを、補綴物や歯冠などの硬組織に関係するところには「M」の硬めを選びます。

4. 患者さんにあわせて選ぼう

　シングルタフトブラシは、他の清掃用具を使用することが難しい場合にとても効果的です。例えば、毛質が軟かいもの（S）は、歯頸部に停滞したプラークを除去するのに効果的です（図3-a、b）。歯頸部の

Ⅱ 機械的コントロールから

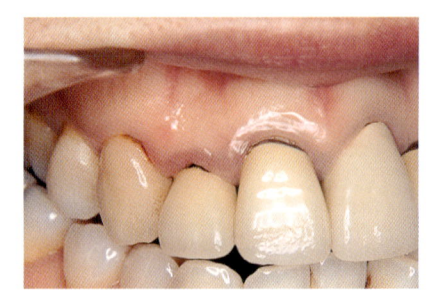

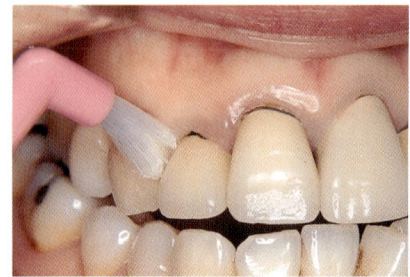

図3-a｜図3-b

図3-a 不揃いな歯頸線のため、歯ブラシによるプラークコントロールが難しい（2|インプラント歯）。
図3-b Sタイプのシングルタフトブラシを使用。

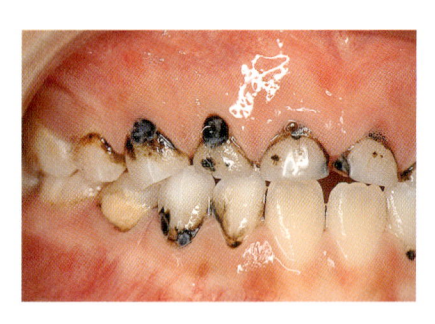

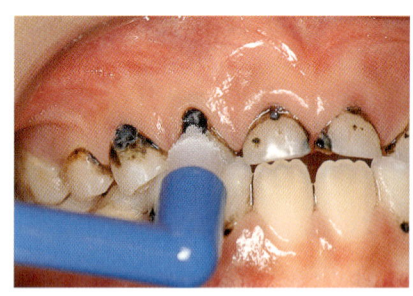

図4-a｜図4-b

図4-a サホライド塗布部分にプラークが停滞している。脱灰面は歯ブラシのみのプラークコントロールは困難である。
図4-b Sタイプのシングルタフトブラシを使用する。

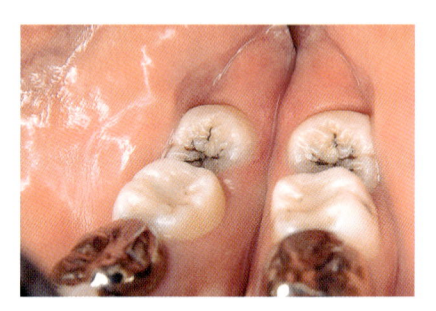

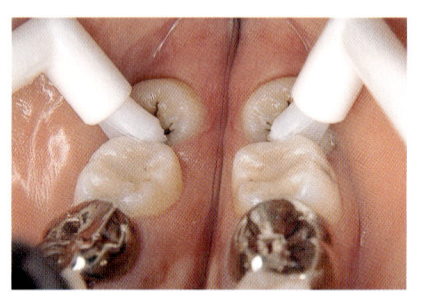

図5-a｜図5-b

図5-a 半埋状の智歯咬合面と第二大臼歯遠心はプラークコントロールが難しい。
図5-b 脱灰歯質が弱いことを考慮し、Sタイプのシングルタフトブラシを使用する。

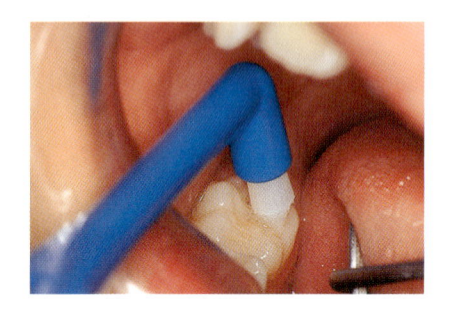

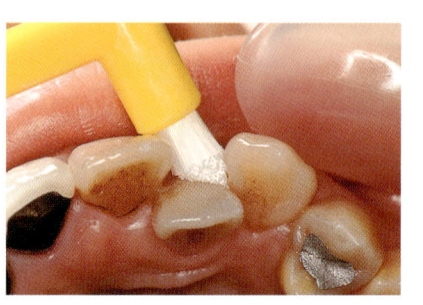

図6｜図7

図6 開口度の小さい子ども。萌出したばかりの永久歯咬合面にシングルタフトブラシを使用する。
図7 歯列不正部では、フロスも使用しにくいため、Mタイプのシングルタフトブラシを使用する。

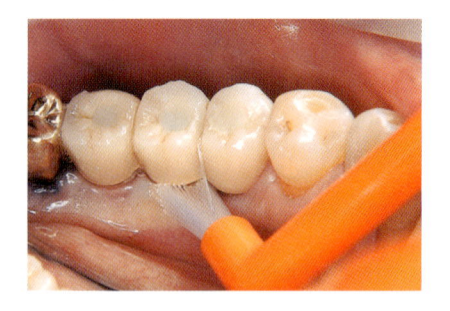

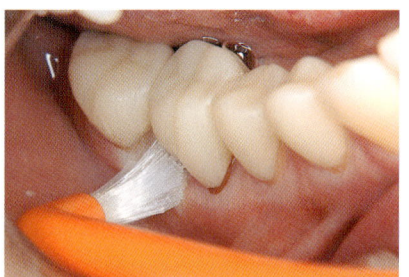

図7｜図8

図8 インプラント歯のプラークコントロールにもシングルタフトブラシは有効である。
図9 プロビジョナル装着時から、患者にシングルタフトブラシを使用してプラークコントロールしてもらうよう指導する（6|には根分岐部病変あり）。

90

プラークは歯ブラシを使用しても取り残すことが多く、それが歯肉炎を起こす原因となってしまいます。特に浮腫性の歯肉炎の場合には、歯ブラシの毛先で歯肉を傷つけやすく、歯肉辺縁と歯面との段差が大きいため、毛先をうまく当てることが難しくなります。

また、乳歯歯頸部の脱灰面は歯表が粗糙であるため、歯ブラシを当ててもプラークを短時間で除去することができません。その点、シングルタフトブラシを使用すると、小さな乳歯の凸凹のある脱灰面も比較的容易にプラークを除去することができます。脱灰面の硬度は低下していますので、軟らかい毛質が向いています（図4-a、b）。

また、毛束がMサイズのものは、咬合面裂溝内のプラーク除去に最適です。咬合面裂溝は、歯表面より深部において広がっているため、裂溝内のプラークは通常の歯ブラシでは除去しにくく、う蝕の多発箇所でもあります（図5-a、b）。シングルタフトブラシの毛先を当てて微動させることにより、裂溝内のプラークを除去することができます。

また、混合歯列期における萌出途中の永久歯は、乳歯よりも長期間（1年～1年半）低位にあり、かつ歯肉によって歯の一部が覆われているため、プラークの侵入を防ぐことが難しい部位です。六歳臼歯のう蝕罹患率がもっとも高いのは、このような理由からです。口角から横に歯ブラシを挿入し、操作しても歯ブラシの毛先は届きません。そこにMサイズのシングルタフトブラシを用い、集中的にプラークを除去する必要があります（図6）。歯列不正の歯面に歯ブラシを当てることが困難で、フロスも使用しにくい場合にもシングルタフトブラシを用います（図6）。

また、毛丈の長いタイプは、主に歯間ブラシやデンタルフロスを使用しにくい歯間部や分岐部に用います。例えば、欠損歯補綴物や連結歯などは、咬合面からフロスを挿入することが不可能で、シュレッダーによるフロス通しも困難です。このような歯頸部から歯間空隙に向けて使用します（図8、9）。また、ブラッシング圧のコントロールが苦手な人は、歯間ブラシを使用する際にも力を入れやすく、中心部にあるワイヤーで歯質にダメージを与え、隣接面の摩耗や知覚過敏などを起こしてしまいます。ワイヤーのない毛丈の長いシングルタフトブラシを使用することにより、それらのリスクを軽減することができます。

● Ⅱ　機械的コントロールから

4-② シングルタフトブラシの使い方と指導のポイント

1. 基本的な使い方を知ろう

　基本的には、プラークが停滞しているところに直接ブラシの毛先を当て、微動させてプラークを除去します。シングルタフトブラシには毛先の長いものと短いものがありますが、選択の基準はプラークコントロールしたい部位に毛先が届くことです（図1）。

図1　基本的な使い方（軟組織、特に歯頸部に関するところ）。歯間部では、毛先を当てて小さく円を描くように回す。歯冠歯頸部では歯頸線に沿って数回往復させる。

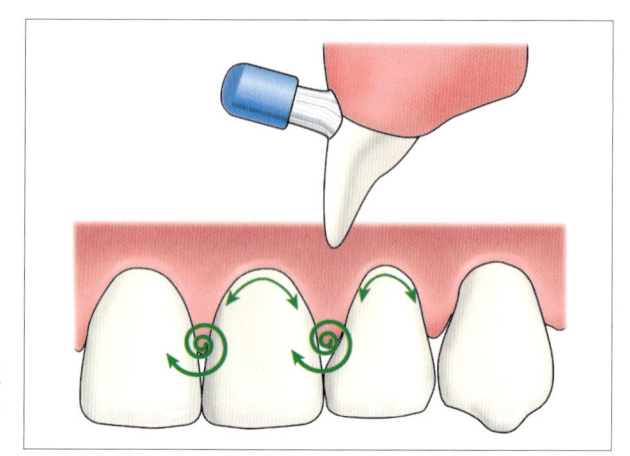

2. 部位に応じた使い方

1) 萌出途中の咬合面

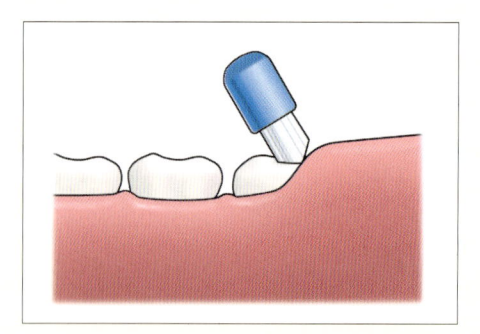

図2　萌出途中の咬合面に当て、微動させる。

2) 舌側の遠心隅角部

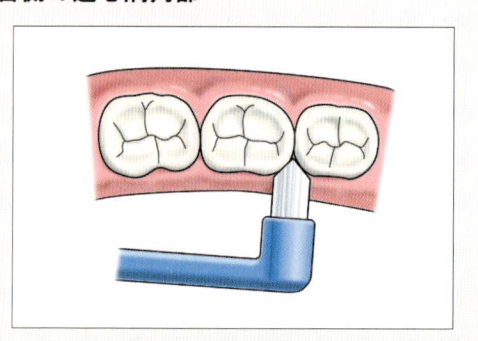

図3　清掃の難しい舌側の遠心隅角部に毛先を当て、歯間部に向けて数回微動させる。

3）インプラントや欠損歯補綴

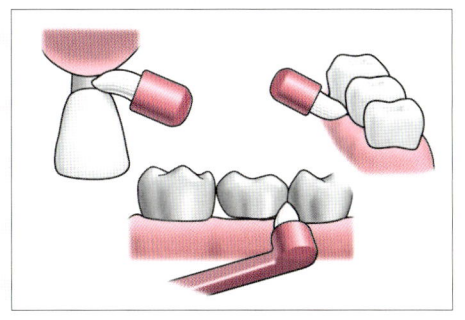

図4　欠損補綴の空隙にブラシの毛先を挿入し、微動させる。

4）下顎の舌側

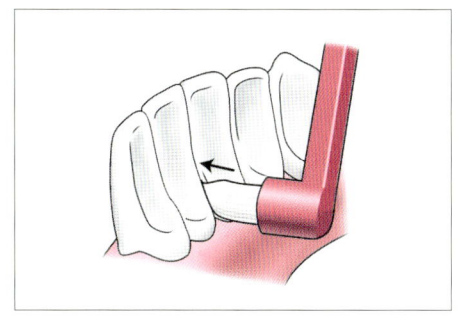

図5　歯間部にブラシの毛先が入り込むよう歯頸部から歯間に向けて数回押すようにする。

5）分岐部病変

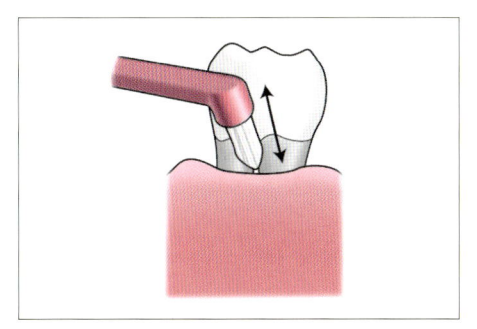

図6　毛丈の長いシングルタフトブラシを用い、分岐部に毛先を当て、ポンピングさせるようにする。

6）厚く強い頬筋や浅い口腔前庭、舌の強い緊張や嘔吐反射がある場合

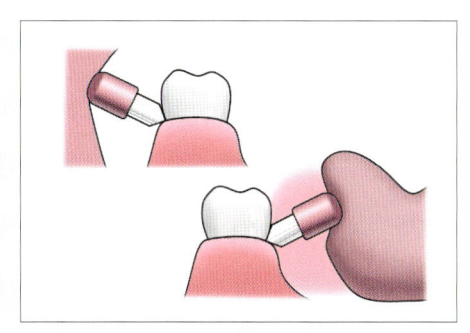

図7　舌や粘膜を排除して当てる。

3．誤った使用に関する注意点

　シングルタフトブラシの毛質の選択は、慎重に行うべきです。軟組織に毛先が当たる場合は、必ず軟毛を選びます。小さな毛束は力が集中しやすく、誤って歯肉を傷つけることもありますので、使用時のパワーやストロークのコントロールが大切です。次のような工夫をしてみてください。
①えんぴつ持ちにし、第4指や小指を顎や口唇付近に置き、口唇に紅筆を使う要領で使用する。
②ブラシを持つ反対の手で肘を受けるように固定して使用する。
③いすに座り、ブラシを持つ手の肘を肘掛けや背もたれに固定して使用する。
④いすに座り、テーブルに肘をついて使用する。

　一般的には、まだまだ普及率が低く、知らない方が多いシングルタフトブラシですが、他の清掃用具の弱点をカバーする優れた機能があります。ハンドル部が長いので安定した維持ができ、パワーやストロークをコントロールしやすい利点もあります。

● Ⅱ　機械的コントロールから

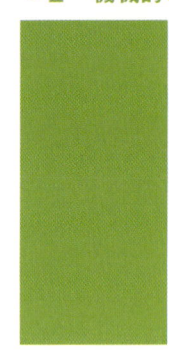

5-① 義歯関連清掃用具の分類と選び方

1. 義歯用ブラシ、義歯洗浄剤が必要となる場合

　義歯の清掃ならびに洗浄の目的は、義歯表面の付着物（デンチャーペリクル、デンチャープラーク、ステイン、歯石様沈着物、食物残渣）、なかでもデンチャープラークを除去することによって、義歯性口内炎や高齢者の誤嚥性肺炎の発症、ならびに口臭を予防すること、義歯そのものを快適な状態に維持することです。

　義歯の清掃は義歯用ブラシを用いて、時には義歯用の歯磨剤を併用して流水下で機械的に清掃することが基本です。①過度の機械的清掃による義歯レジンの摩耗の防止、②清掃困難な形態部分の清掃、③義歯レジン内部に入り込んだ汚れや微生物などの除去を期待する場合は、義歯洗浄剤を積極的に用いて、化学的に効率よく清掃していくことが必要です。

2. 義歯用ブラシいろいろ

　義歯用ブラシの分類は、特殊形状のブラシを除き、一般に図1～図4に示した4種類に分類できます。義歯の形態・形状・装置にあわせたブラシの選択が基本です。

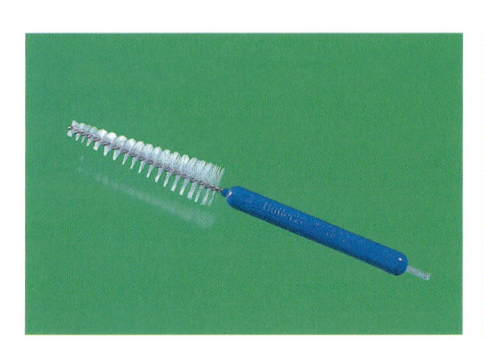

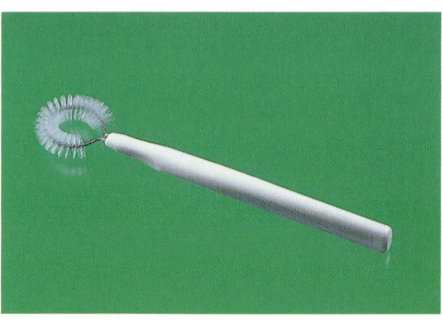

図1│図2

図1　クラスプ、バー、アタッチメント部分の清掃に適したブラシ。
図2　義歯顎堤部の内側面の清掃に適したブラシ。

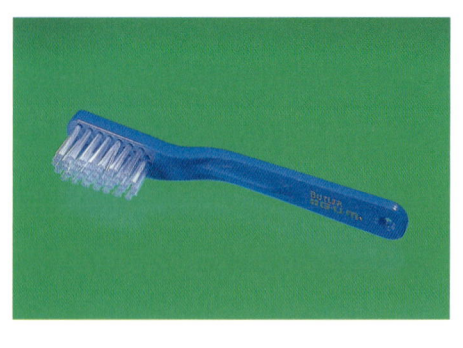

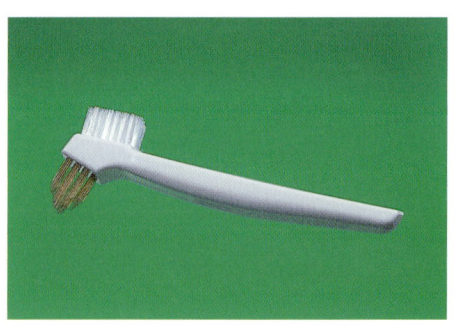

図3│図4

図3　人工歯や義歯床の広く平坦な部分の清掃に適したブラシ。
図4　大きく柔らかい刷毛と小さく硬い刷毛を兼ね備え、義歯床全般やクラスプを清掃できるブラシ。

3．義歯洗浄剤いろいろ

一方、義歯洗浄剤は製品の販売経路や配合成分によって分類（表1）されることが多く、配合成分からの洗浄効果、義歯の汚れの性質や義歯の形態（部分床義歯、総義歯）、ならびに使用者の状況に配慮した選択がポイントです（製品については図5〜図9-a参照）。

表1　義歯洗浄剤の分類

販売経路	商品名	製造元	販売元	成分
歯科医院専売	ピカ（赤色包装）	ロート製薬	松風	過酸化物系（アルカリ性）
歯科医院専売	エヴァクリーン	ネオ製薬工業	ネオ製薬工業	過酸化物（アルカリ性）・酵素系
歯科医院専売	ピカ（青色包装）	ロート製薬	松風	過酸化物（中性）・酵素系
歯科医院専売	酵素入りポリデント	Block Druk	ブロックドラックジャパン	過酸化物（中性）・酵素系
歯科医院専売	義歯洗浄剤	サンスター	サンスター	過酸化物（中性）・酵素系
歯科医院専売	Butler Denture Cleaner	Butler	サンスター	過酸化物（中性）・酵素系
歯科医院専売	デント・エラック義歯洗浄剤	ライオン	モリタ	酵素系
歯科医院専売	クリーンソフト	亀水化学工業	亀水化学工業	酵素系
歯科医院専売	プラキック	モルテンメディカル	モルテンメディカル	酵素系
市販品	スモーカーズポリデント	Block Druk	アース製薬	過酸化物系（アルカリ性）
市販品	たばこタフデント	小林製薬	小林製薬	過酸化物（アルカリ性）・酵素系
市販品	ステラデント	Reckitt&Colman	千寿製薬	過酸化物（アルカリ性）・酵素系
市販品	パーシャルデント	小林製薬	小林製薬	過酸化物（中性）・酵素系
市販品	ライオデント錠	ライオン	ライオン	過酸化物（中性）・酵素系
市販品	ニソーデント	Block Druk	アース製薬	過酸化物（中性）・酵素系
市販品	クリスタルポリデント	Block Druk	アース製薬	過酸化物（中性）・酵素系
市販品	タフデント	小林製薬	小林製薬	過酸化物（中性）・酵素系
市販品	さわやかコレクト	共和	シオノギ	過酸化物（中性）・酵素系
市販品	ニューエクスデント入れ歯洗浄剤	日本ペリゴ	オールジャパンドラッグ	酵素系
市販品	部分入れ歯用ポリデント	Block Druk	アース製薬	酵素系
市販品	スパデント	第一クリーンケミカル	ニッシン	生薬系
市販品	デンチャータッチ30	Brimme	モリムラ	酸系

Ⅱ 機械的コントロールから

★歯科医院専売

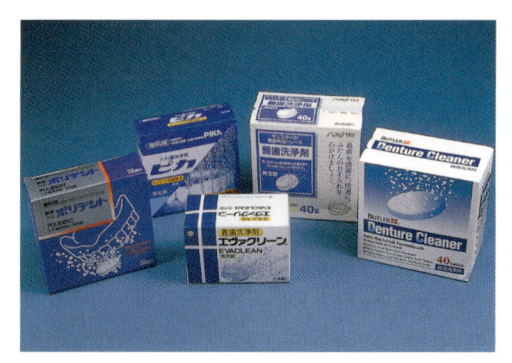

図5　過酸化物（アルカリ性、中性）・酵素系。

図6　酵素系。

★市販品

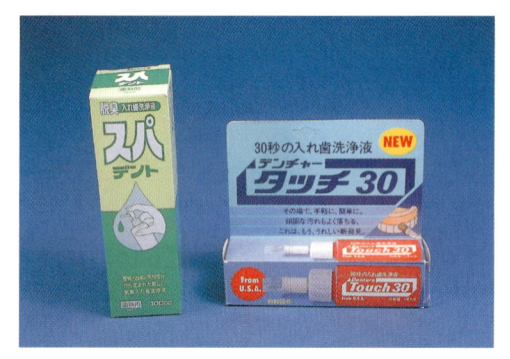

図7　生薬系（スパデント）、酸系（デンチャータッチ30）。

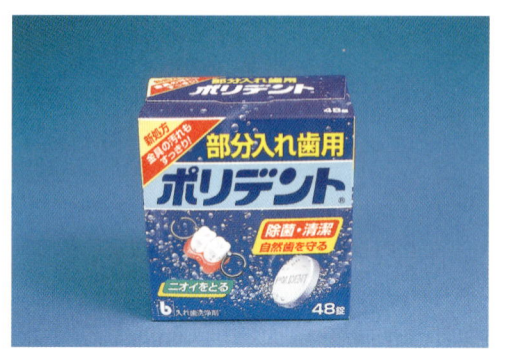

図8　酵素系。

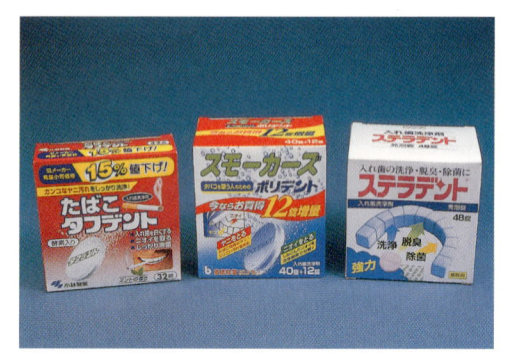

図9-a　過酸化物（アルカリ性）・酵素系。

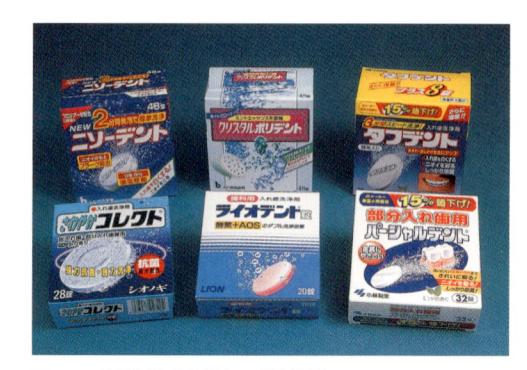

図9-b　過酸化（中性）・酵素系。

4. 選択にあたっての注意点

　義歯洗浄剤の選択に際しては、まず第一に、患者が安全に使用できるかという点に注意を払う必要があります。次いで、デンチャープラークやその他の付着物の汚れの程度、そして義歯の材質への配慮です。デンチャープラーク中の微生物に対する殺菌力が大きいのは酸系の洗浄剤ですが、同時に義歯の材質をいためることもあります。逆に、殺菌力のやや落ちる過酸化物系、酵素系、生薬系洗浄剤は義歯の材質に優しいという特徴があります（P.99の表3参照）。

● Ⅱ　機械的コントロールから

5-②　義歯関連清掃用具の使い方

1. 基本的な使い方を知ろう

　義歯表面のデンチャープラークや食渣は、自浄作用が不十分な、図1の赤く染まった部分で示した部分床義歯、総義歯の
①クラスプ、バー、アタッチメントの内面と結合部
②人工歯の裂溝や歯頸部
③義歯床の粘膜面
④義歯床の顎堤部内面

に多く停滞、沈着します。したがって、清掃指導に際しては毎食後に義歯の形態や形状にあった義歯用ブラシを用いてこまめに清掃することと、必要に応じて（理想的には毎晩）、ブラシの届かない微細な部分や義歯内部に侵入した汚れに対して、義歯洗浄剤を用いた化学的な洗浄を指導することがポイントです。

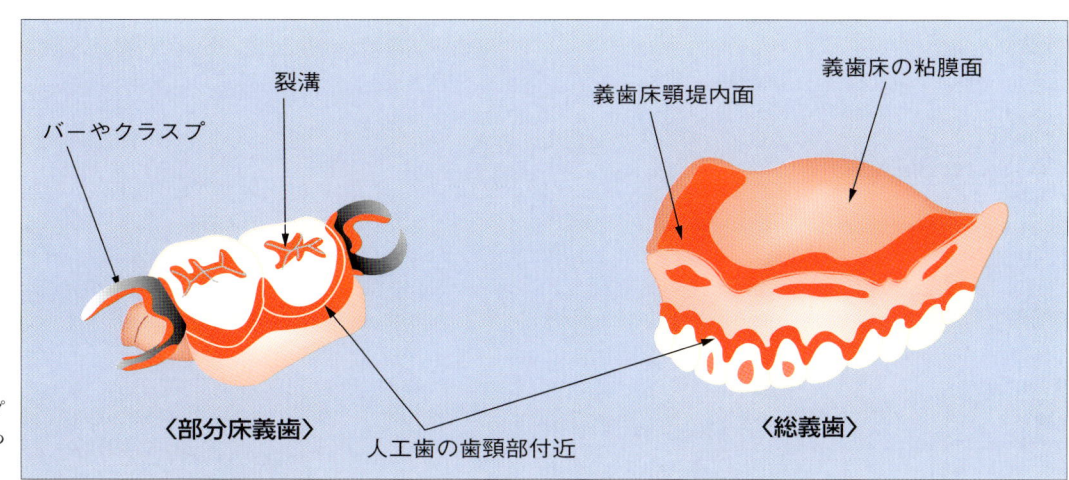

図1　デンチャープラークや食渣のつきやすい部位。

2. 部位別に応じた器具の使い方

　義歯は流水下で清掃しますが、流してしまったり、落下による破損を防止するために洗面器上で清掃すると良いでしょう。具体的な清掃の仕方としては、クラスプの内側や付け根部分には、図2のようなブラシや硬い毛の歯間ブラシをいろいろな角度で当てることがコツです。歯間や溝の部分の汚れには、P.94の図4に示した硬い毛先部分や小児用歯ブラシ

が有効です。図3のような義歯の顎堤部分には、内側にアンダーカットがあるため、図3に示したブラシ以外に先端が球状のブラシやヘッドの小さいブラシが清掃に適しています。義歯の平坦な部分の清掃には、図4やP.94の図4に示した面積が広く毛の柔らかいブラシを用いて、床面の磨耗を避けるような力でていねいに清掃することです。

97

Ⅱ　機械的コントロールから

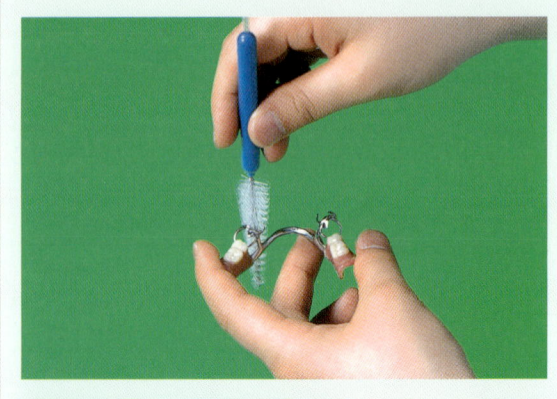

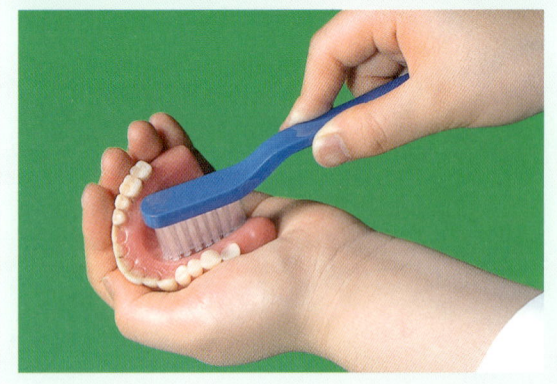

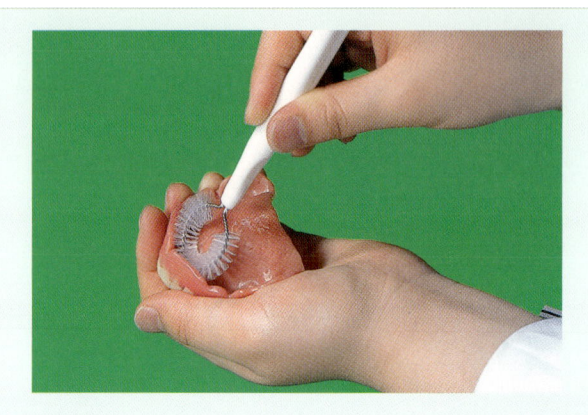

図2　クラスプの磨き方。
図3　義歯床内面の磨き方。
図4　義歯床部分の磨き方。

3. 義歯用ブラシ使用時の注意点

　義歯用ブラシの使用時には、表1のような注意が必要です。

①毎食後必ず義歯をはずして清掃する。
②研磨性の強い歯磨き剤の併用や、強い力で清掃することによって義歯が摩耗しないようにする。
③クラスプなどの維持装置の清掃は、指先を沿えて変形や損傷を防ぐようにする。
④義歯を落とさないようにしっかりと把持する。
⑤残存歯の清掃にも配慮する。

表1　義歯用ブラシ使用時の注意点

4. 義歯洗浄剤の使用を勧める際の注意点

1) 使用者の年齢

　高齢者に対しては、洗浄効果より安全性を優先させた洗浄剤の指導が必要です。今回紹介したものの中で、比較的危険性の少ないものはスパデント（生薬系）、デンチャータッチ30（筆塗り型）です（P.96 図7）。

2) 全身の健康状態

　本人自らがもしくは周囲の手助けにより、安全に

表2 義歯洗浄剤の効果

洗浄成分	新しいデンチャープラーク	古いデンチャープラーク	ヤニなどの着色	歯石様沈着物	脱臭
過酸化物系（アルカリ性）	○	△	○	●	△
過酸化物系（中性）	○	△	●	●	△
酵素系	○	●	●	●	△
酸系	○	△	△	○	△
生薬系	○	●	●	●	○

○：除去効果あり　△：種類により除去効果あり　●：除去効果がないか少ない

表3 義歯洗浄剤が義歯の材質に与える影響

洗浄成分	レジン	金属（Co-Cr）	弾性裏装材	陶歯
過酸化物系（アルカリ性）	○	○	△	○
過酸化物系（中性）	○	○	△	○
酵素系	○	○	○	○
酸系	△	●	△	○
生薬系	○	○	○	○*

○：為害作用なし　△：種類により為害作用あり　●：為害作用あり（*：金属部分の腐食）

洗浄剤を扱える状態であれば、表2や表3を参考に洗浄目的に応じたものを選ぶことが可能です。

3）義歯の汚れの種類と程度

デンチャープラーク、歯石様沈着物、ステイン、そしてヤニなどの汚れのうち、どの種類の汚れが多く義歯に付着しているのかを判断し、適切な義歯洗浄剤を選択することが必要です。表2に示した「義歯洗浄剤の効果」は、義歯の汚れに応じた洗浄剤の成分別効果を示したもので、洗浄剤選択の際の目安となります。

4）義歯の形態と材質

義歯を長期間快適に使用できるかどうかは、義歯の材質の変化が義歯の寿命にどのような影響を与えるかが大きな要因となります。したがって表3に示した「洗浄剤の材質に与える影響」を参考に、義歯の形態と材質にあわせて選択する必要があります。

5．誤った使用に対する注意点

洗浄剤は、あくまでも機械的な清掃と併用することによって効果を発揮するものです。患者の協力状態と日常の義歯の汚れや形態にあわせた選択をして、洗浄後には必ず、流水にて洗浄剤を十分に洗い流してから口腔内に義歯を装着するように指導してください。

また、お年寄りの場合には洗浄剤を誤飲してしまうケースが考えられます。飲み物でないことを十分に伝えておく必要があります。もし、1回程度の少量の洗浄剤を飲み込んでしまった場合には、胃の不快感を感じる程度で、すぐに水や牛乳などの水分を多めにとり、胃の洗浄を行えば改善できます。多量の洗浄剤を誤飲した場合には中毒症状が現れますので、早急な医師の受診が必要です。いずれにしても誤飲が確認されたら医師への受診を勧めてください。

● II 機械的コントロールから

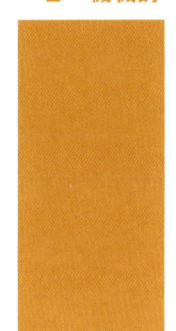

6-① 舌・粘膜ケア関係の口腔ケア用具の分類と選び方

1. 舌・粘膜ケアが必要となる場合

　口腔機能や唾液分泌量が低下している場合や経管栄養使用者、ターミナル期は口腔内微生物が増加し、口腔乾燥、舌苔の増加、口腔カンジダ症などのトラブルが生じやすくなります。さらに、口腔内の不潔は高齢者の主な死因の一つである誤嚥性肺炎を引き起こしたり、口腔のカンジダ菌が食道カンジダ症の原因となることもあるように、口腔微生物が多種の全身疾患に影響することが指摘されています。
　このため、細菌叢であるバイオフィルムが形成しやすい歯牙や義歯床だけでなく、口腔粘膜からの感染を防ぐためにも口腔全体を清潔に保つことが大切です。つまり、残存歯や義歯に対するケアと同様に、舌と粘膜ケアが重要であり、体力や免疫力が低下し、カンジダ菌が存在する場合は特にていねいなケアが必要となります。また、舌ケアについては、舌苔が口臭の原因となることから、社会生活を送るうえでも、舌苔が付着している場合はすべてのライフステージにおいて除去が必要です。

2. 舌・粘膜ケア用具いろいろ

　舌・粘膜ケアのための用具は、その特徴を理解しケアの目的やターゲットにあわせて、選択します。高齢者の自立度、口腔状態の変化や改善にあわせても用具の選択方法は変わってきます。

1) スポンジブラシ
　歯ブラシが使えない人やうがいができない人のための使い捨てスポンジ（図1）。

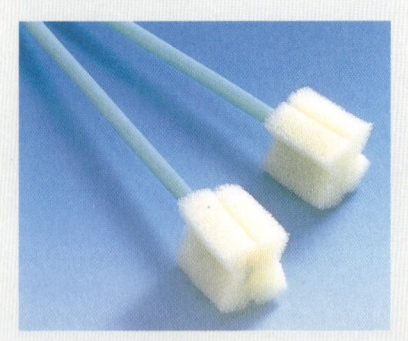

図1　スポンジブラシ。

2) ガーゼ付手袋
　指先にある特殊加工のパットで食物残渣や付着物を取り除ける手袋（図2）。

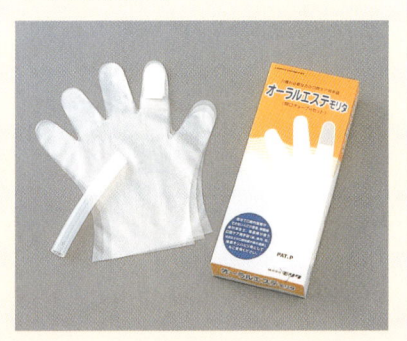

図2　ガーゼ付手袋。

3) くるくるブラシ
　食物残渣や痰の除去、口腔粘膜のケアが簡単になる球面ブラシ（図3）。

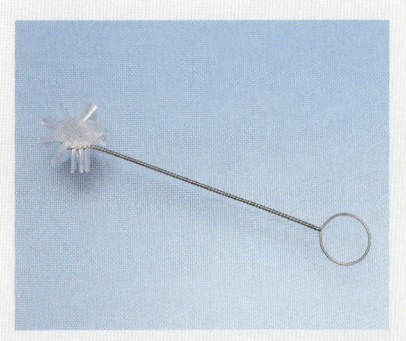

図3　くるくるブラシ。

6-① 舌・粘膜ケア関係の口腔ケア用具の分類と選び方

4）粘膜ケアブラシ

口腔粘膜や根面板周辺、舌などの軟組織をケアするブラシ（図4）。

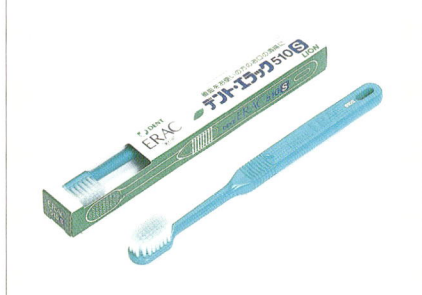

図4 粘膜ケアブラシ。

5）介助者用ブラシ

介助者が持ちやすく、口腔内が見やすいロングネックのブラシ。ES（エクストラソフト）とS（ソフト）がある（図5）。

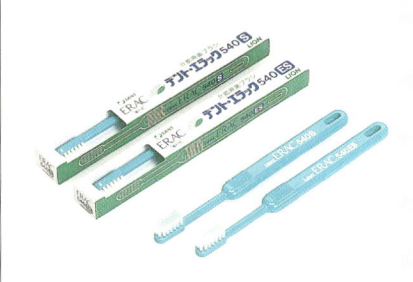

図5 介助者用ブラシ。

6）舌ブラシ

舌苔を除去して口臭を予防する用具。OタイプとTタイプがある（図6）。

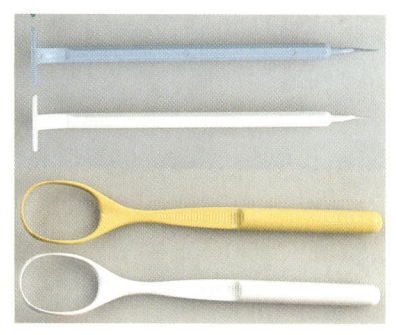

図6 舌ブラシ。

3．患者さんにあわせて選ぼう

ケアグッズ	ケアの目的	ターゲット	特　徴
スポンジブラシ ガーゼ付手袋	清拭・食物残渣の除去 脱感作	舌や粘膜面の付着物や歯肉頬移行部の食物残渣	・療養などにより、しばらく口腔ケアができなかった場合に脱感作（過敏の除去）にも使える
くるくるブラシ	清拭 脱感作 粘液の除去	舌や粘膜面の付着物 粘液（痰など）	・粘液（痰）の除去に優れている
粘膜ブラシ	プラーク・舌苔の除去 リハビリ	舌苔や粘膜面のプラーク 舌や口腔粘膜	・凸凹した舌表面や粘膜面の除去が効率的にできる
介助者用ブラシ	脱感作 食物残渣の除去 リハビリやマッサージ	歯肉頬移行部の食物残渣 舌、唾液腺	・介助者が使いやすい極めて軟らかいブラシ(ES)は、多目的に使用できる
舌ブラシ	舌苔の除去 粘液の除去	舌苔 粘液（痰など）	・力を入れすぎると舌や味蕾を傷つける

4. 種々の問題に対応した粘膜ケア

（1）口腔乾燥と粘膜ケア

　全身疾患や加齢、薬剤などにより、唾液分泌が減少し、口腔が乾燥しやすい場合には、次のようなトラブルが増加します。
①口が渇く不快感
②舌苔の増加に伴う口臭や味覚の減退
③口腔粘膜の脆弱化
④口内炎の併発など

　この場合のケアは、歯ブラシや電動歯ブラシの背を使用し、唾液腺開口部を刺激したり、舌体操で唾液の分泌量を増加させます。粘膜や舌を傷つけないように、スポンジブラシやくるくるブラシを使用し、ソフトタッチで行います。

（2）口腔過敏症と粘膜ケア

　長期療養者の口腔内には、感覚や運動体験の不足などから過敏や異常感覚が出現しやすくなります。そのため、十分な口腔ケアができず、口腔内は不潔になりがちです。

　このような場合は、脱感作のための段階的な口腔ケアにより、効率的なケアへ移行していきます。

（3）経管栄養者と粘膜ケア

　口腔を使う機会の少ない療養者は、唾液分泌の低下から唾液も粘性になります。また、呼吸器機能も低下し、痰も多く、口腔内は非常に悪化しやすくなります。

　このような場合は、口腔粘膜も脆弱化しているため、口腔乾燥と同様、傷つけない粘膜ケアを主体として、スポンジブラシやくるくるブラシ、吸引器などを使用した痰の除去も重要となります。

（4）ターミナル期と粘膜ケア

　ターミナル期は、薬剤、全身疾患の影響により唾液分泌が減少し、
①口腔乾燥
②舌苔の増加
③口臭
④口腔カンジダ症
⑤口内炎

　などのトラブルが生じやすくなります。この時期は状態にあわせた口腔ケアが重要です。口腔が乾燥している場合は、口腔洗浄や口腔内の保湿を行い、カンジダ菌が存在する際には、スポンジブラシなどで舌・粘膜ケアを注意深く行うとともに、爽快感を与えるケアを心がけます。

参考文献
1）高江洲義矩監修，北原稔，白田チヨ 編：実践訪問口腔ケア・上巻 わかるからできるまで，クインテッセンス出版，東京，1999.
2）高江洲義矩監修，北原稔，白田チヨ編：実践訪問口腔ケア・下巻 こんなときどうする！？，クインテッセンス出版，東京，2000.

● Ⅱ　機械的コントロールから

6-②　舌・粘膜ケア関係の口腔ケア用具の使い方と指導のポイント

1．基本的な使い方を知ろう

（1）スポンジ、ガーゼ付手袋

1）清拭

①水に濡らして、余分な水をコップのふちなどで軽く取り除きます。
②スポンジやガーゼ付手袋を使用し、誤嚥を防ぐために奥から前へ清拭します。舌や口蓋も清拭することで清涼感が得られ、口臭予防にもなります。
③清拭液は、デンタルリンス、イソジンガーグル、お茶などが効果的です（ただし、エタノール含有量の多い洗口剤は高齢者に刺激が強く、好まれない場合があります。また、レモン水などの果汁も粘膜刺激が強い場合があります）。

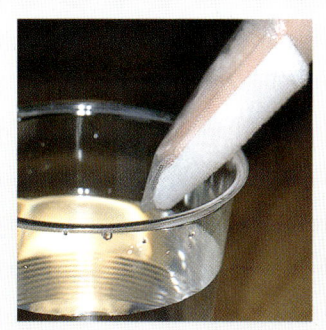

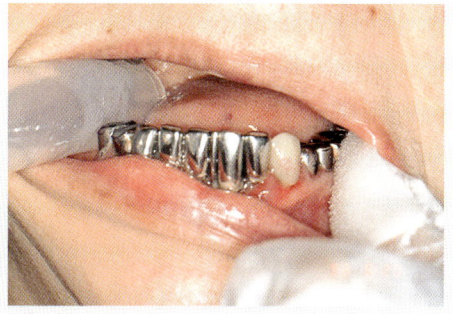

図1　図2

2）舌表面の付着物除去

①水や清拭液につけて少し絞り、軽く濡れた状態にします。
②スポンジ部の横腹やガーゼ付手袋で奥から前へ、やさしく拭き取ります。
③再度、水や清拭液につけて汚れを落としながら使います。

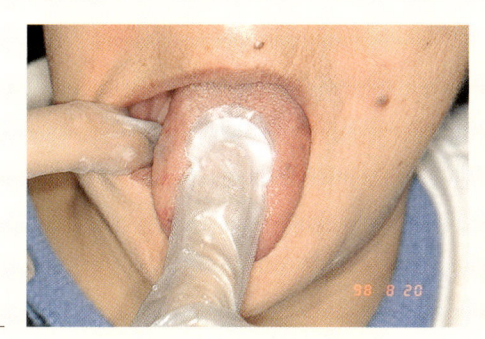

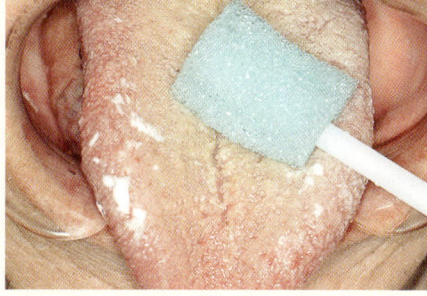

図3　図4

103

Ⅱ　機械的コントロールから

3）歯肉頬移行部の食物残渣の除去
①水や清拭液につけて、軽く濡れた状態にします。
②特に、麻痺側の歯肉頬移行部は食物残渣が停滞する場所です。誤嚥を防ぐため、奥から前へ除去します。

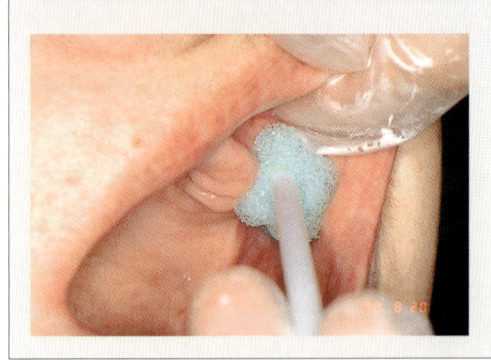

図5

4）脱感作
過敏で歯ブラシが使用できない場合は指で触れることから開始し、徐々にスポンジブラシで歯や歯肉の清拭へ移行します。ケアに慣れたら、軟らかいブラシに移行します。通常、過敏の多くは1ヵ月程度で消失します。

（2）くるくるブラシ

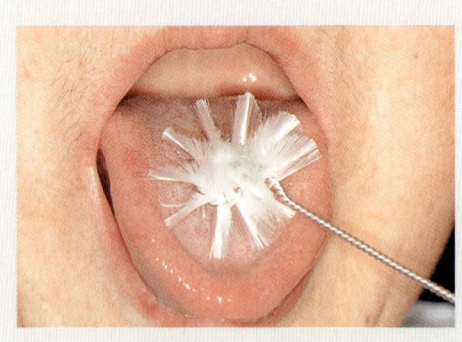

図6

1）清拭
舌や無歯顎の顎堤などをクルクル回しながら清掃します（図6）。
2）脱感作
口を開けてくれない場合に口唇に当て、くすぐるようにブラシを動かすことにより、ムズムズとした刺激で口を開きます。
3）粘液の除去
咽頭に付着した痰を毛先に巻きつけるように除去します。毛先についた痰は、ガーゼなどで拭います。

（3）粘膜ブラシ

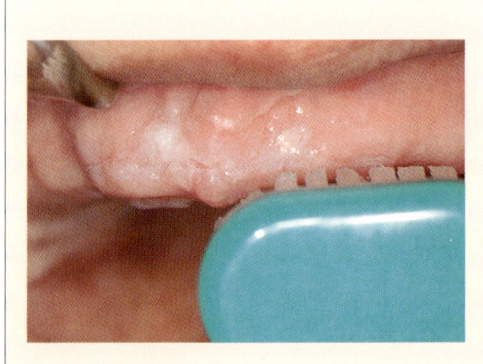

1）口腔粘膜のプラークの除去
義歯が接触している粘膜は、プラークやカンジダ菌などが付着し繁殖しやすい場所です。歯がなくても、粘膜用のブラシでプラークなどを除去しながらマッサージを行います（図7）。

図7

2）舌苔の除去

舌の表面は凸凹しているため、粘膜ブラシ（歯周ポケット用の歯ブラシも可）を使用することが効果的です（図8、9）。歯を磨くよりも低い圧でやさしく奥から前へ舌苔を除去します。初めて行う場合は、1ヵ所につき2～3回程度にとどめます。除去しきれなくても、舌を傷つけるため無理に行わないで、継続的に舌苔を除去するようにします（図10）。

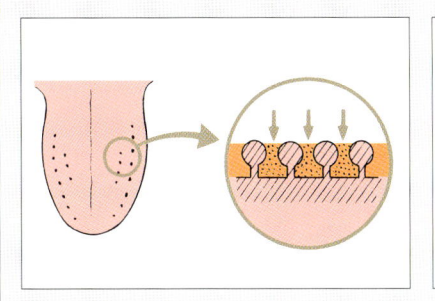

図8　舌の表面は凸凹しており、凹だ部分にも舌苔が入り込んでいる。

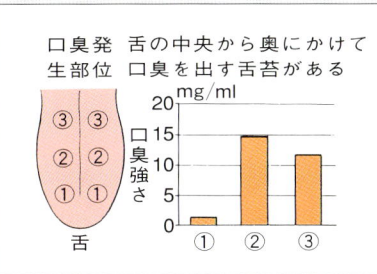

図9　舌の中央から奥にかけて口臭を出す舌苔が多く付着している。

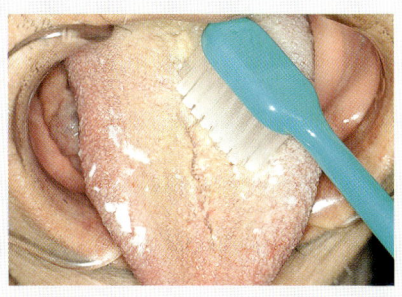

図10　奥から前へやさしくかき出すように舌苔を除去する。

3）舌のリハビリ

麻痺がある場合、食前に舌表面を粘膜ブラシを使用して放射状にマッサージします。麻痺側に傾いていた舌先がしばらくまっすぐになり、食事がしやすくなることもあります。この繰り返しがリハビリになります（図11、12）。

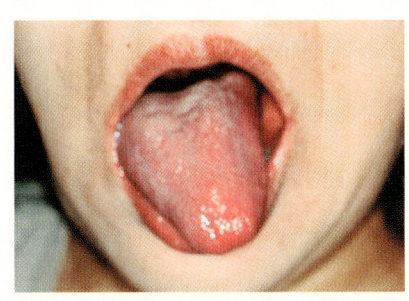

図11　麻痺があると、舌先が麻痺側に動く。

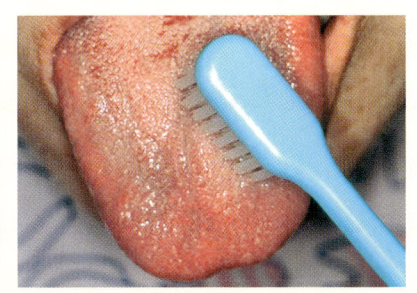

図12-a　舌先がしばらくまっすぐになることがある。

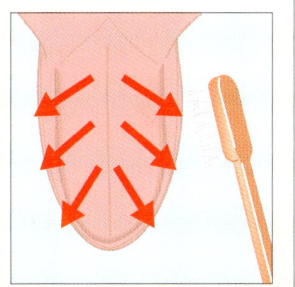

図12-b　粘膜ブラシで放射線状に30秒程度マッサージする。

Ⅱ　機械的コントロールから

（4）介助者用ブラシ（極めて軟らかい小さいブラシ）

1）脱感作
口を開けてくれない場合は、口唇のまわりをくすぐるように動かすことにより、徐々に歯ブラシに慣れてきます。

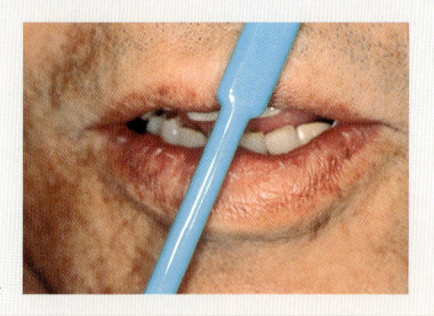

図14

2）歯肉頬移行部の食物残渣とプラークの除去
特に、麻痺側は食物残渣が停滞する場所です。誤嚥を防ぐため、奥から前へ除去します。

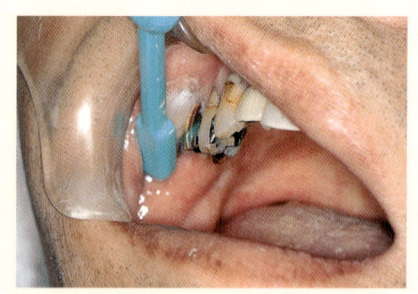

図15

3）舌のトレーニング
麻痺側の舌が動きにくい場合は歯ブラシの背で舌を伸ばします。

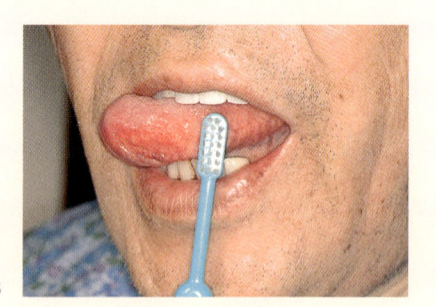

図16

4）唾液腺マッサージ
耳下腺の唾液腺開口部を軟らかいブラシの背や電動ブラシの背で振動を利用して刺激します。唾液分泌を促進することができます。

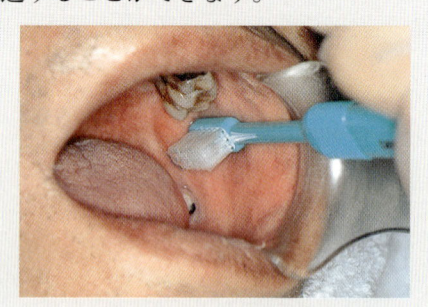

図17

（5）舌ブラシ

1）舌苔の除去
力を入れすぎて舌や味蕾を傷つけないように、軽く撫でるように舌苔を除去します。

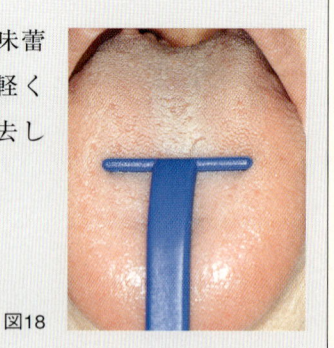

図18

2）粘液の除去
形によっては、咽頭に付着した痰や粘液の除去にも使用できます。

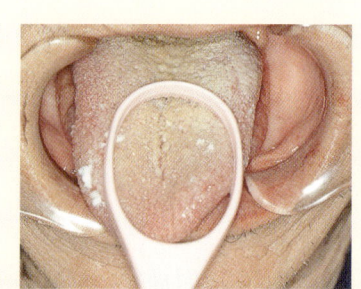

図19

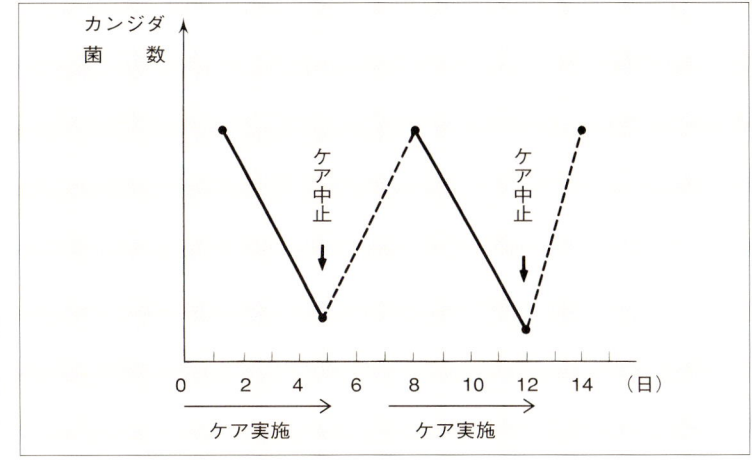

図20 ケアの有無によるカンジダ菌数の変化(顎提)。カンジダ菌が存在する要介護高齢者に対して、粘膜と義歯清掃を行うことにより、菌数は減少するが、土・日曜日など清掃を2日間行わないと増加することがわかった(発表準備中、武井、新潟大岩久ら)。

2. 粘膜ケアの注意点

1) 粘膜ケアは爽快感を優先して

口腔粘膜は傷つきやすいため、1回の口腔ケアですべてのプラークや舌苔を除去するとは困難です。毎日の継続的ケアが大切です。

2) 粘膜ケア用の歯ブラシの選択

①粘膜ブラシは毛を細くし、ソフト感を出す一方、毛束を増やし、効率的に磨けるようになっています。
②歯牙用の歯ブラシは粘膜を傷つける可能性があるため、基本的には粘膜ケアには用いません。
③舌苔の除去には歯周ポケット用(スーパーテーパード毛)の歯ブラシもソフト感があり効果的です。

3) 長期間、経口摂取や口腔ケアを行っていなかった療養者

これらの療養者は口腔内が乾燥したり、過敏になっている可能性が高いため、口腔内をよく観察し、無理のないケアから開始します。

4) 口腔粘膜に傷がある場合

①残存歯や義歯、不正咬合などの原因で傷ができている場合は、再発防止のための治療が必要です。
②傷があるからといって粘膜ケアを中止せずに、患部の早期治癒のため、傷以外の場所の粘膜ケアが必要です。
③傷には薬物(ヨードグリセロール、ケナログなど)を塗布します。

5) 体力や抵抗力が低下した場合

体力や抵抗力が低下した療養者や義歯が不潔な高齢者は、カンジダ菌が存在することが多くあります。この場合は、毎日の継続的な義歯と粘膜ケアが必要です。

● Ⅱ　機械的コントロールから

7-① インプラントに用いる清掃用具の分類と選び方

1．インプラントの清掃に必要な用具

「インプラントは、特別にきれいにしないと、すぐにダメになってしまうと聞きましたが本当ですか？」と、よく患者から質問されます。適切にインプラント治療が行われて、高い精度の補綴物が装着された場合、良好な状態を保つためには「インプラントだから特別」ではなく、残存天然歯と同等なプラークコントロールで十分と考えています。

そのための清掃用具の選択も、特別なものを使用するのではなく、上部構造（インプラント・ブリッジやオーバーレイ・デンチャー）の種類や形態に応じて適切なものを選びます。局部的な歯牙欠損に対するインプラント症例では、残存している天然歯と併用できるような用具の選択を心がけます。

2．インプラントのための清掃用具いろいろ

多種類の清掃用具を使用してもらうのではなく、上部構造の形態や患者の清掃状況にあわせて、必要最低限のものを選択します。

1）歯ブラシ
天然歯とは周囲軟組織の構造が異なるインプラントでは、あまり毛質の硬いものは避けて軟らかめのものを選びます。

2）歯間ブラシ
インプラント部のプラークコントロールにはとても有効です。

3）シングルタフトブラシ
インプラント上部構造の形態が複雑で歯ブラシだけでは対応しきれない部位に有効です（下顎前歯舌側部や、上下顎臼歯舌側・口蓋側部など）。

4）スーパーフロス（インプラント・ブリッジ用）
一般的なボーンアンカード・ブリッジ（インプラント支台ブリッジで、延長ポンティックを持つ）の延長ポンティック基底面の清掃や、空隙の長いポンティック部に用います。

3．用具の選び方

1）歯ブラシ
アバットメント（歯肉を貫通するチタン製部品）が粘膜上に露出するタイプのインプラント・ブリッジの場合、硬質ブラシを用いると、アバットメント表面に傷をつける恐れもあり、プラークを沈着させやすくします。歯冠修復物により粘膜を貫通するものでは、硬質な歯ブラシで強いブラシ圧を加えてしまうと、インプラント周囲軟組織を傷つけてその形態

表1 インプラント部の清掃に適した清掃用具

種 類	特 徴	メーカー名	商品名
歯ブラシ	毛質の軟らかいもの	バトラー P.H.B.社 エルバ	#222 ウルトラ・ソフト ウルトラ・スウェーブブラシ Te-Pe X-soft
歯間ブラシ	ブラシ部分が長く植毛が密になっている ワイヤーがコーティングされている	エルバ	アポテック
	サイズが豊富 天然歯と共用できる	デントロニクス GC	ViVi プロスペック
シングル タフトブラシ	細かい部分にも操作しやすい	オーラルケア	プラウト（S）
スーパーフロス	スポンジ部分が強くはがれにくもの	Thornton	インプラント・ブリッジ用
スーパーフロスと 類似したもの	ガーゼ素材でできている インプラント補綴物の基底面の清掃などに用いる	インプラント・イノベ イションズ・ジャパン	G-フロス G-フロスII
	ナイロン製のフロスで糸の両端をクロスさせ アバットメント表面の清掃を行う	バトラー	ポスト・ケア

を損ねます。

2）歯間ブラシ

特に、アバットメントが露出しているタイプのインプラント・ブリッジの場合には、植毛が密で長く、アバットメントを傷つけないようにワイヤー部分がコーティングされているものが良いでしょう。

それ以外のインプラント上部構造の場合には、その歯間スペースに適したやや小さめのサイズで、残存天然歯と共用できるものを選択します（上部構造作製時に前もって歯科技工士と、患者の使用清掃具や口腔清掃への関心度などについて打ち合わせをしておくべきでしょう）。

3）シングルタフトブラシ

歯間ブラシが入りにくい部位には、無理に歯間ブラシを使用せず、ワンタフトブラシだけで対応することもあります。

4）スーパーフロス

粘膜を傷つけないために、スポンジ部を湿らせてから使用するよう注意します。

インプラント・ブリッジ専用のスーパーフロス、スポンジ部が強くはがれにくいもの、もしくはG－フロスやポスト・ケアをお勧めします。

表1にインプラントの清掃に適した清掃用具の特徴を整理してみます（主な商品については図1～6参照）。

Ⅱ　機械的コントロールから

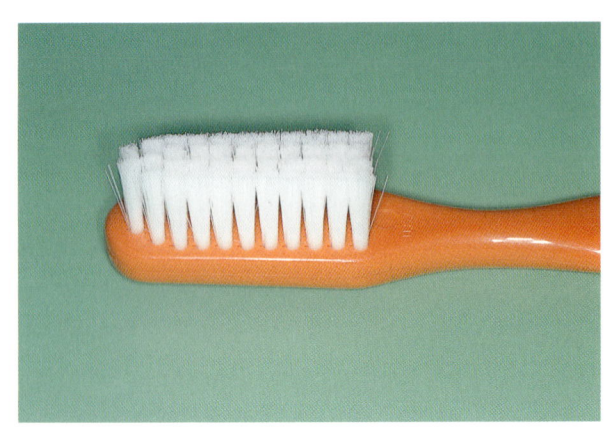

図1　PHB歯ブラシ。毛質が極めて軟らかい。インプラントが遊離歯肉を貫いているような、傷つきやすい部位にも使用できる。

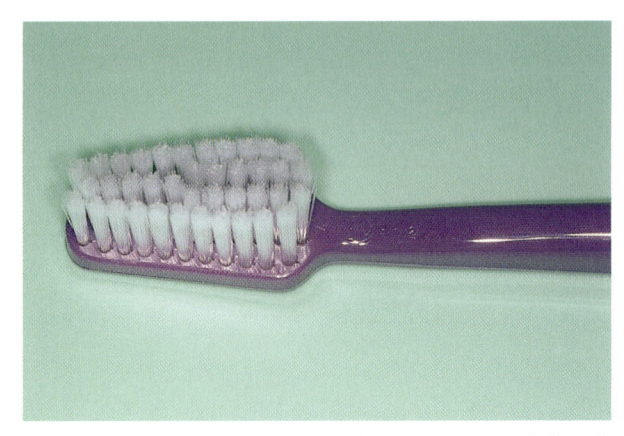

図2　Te-Pe X-soft（エルバ）。毛質が軟らかく、操作性も良いので、天然歯や歯間修復部、アバットメント表面に併用しやすい。

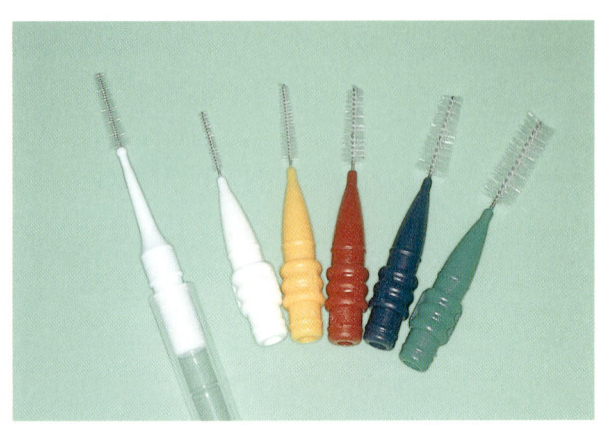

図3　ViVi（SS）（デントロニクス）、プロスペック（GC）。サイズが豊富。アバットメントが露出していない上部構造で天然歯と共用できる。

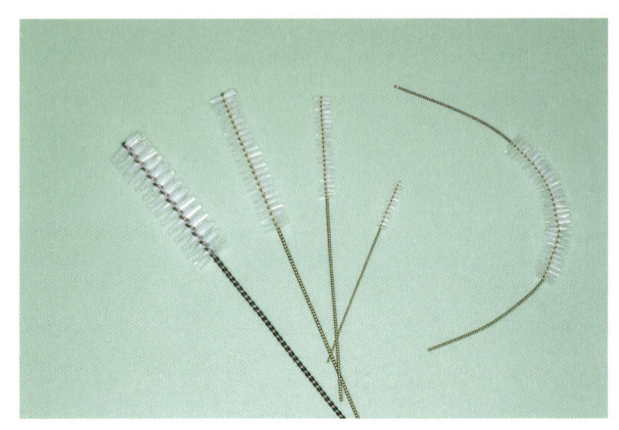

図4　アポテック（エルバ）。ブラシ部が長く、植毛が密になっていて、ワイヤーが被覆されているので、アバットメントを傷つけない。

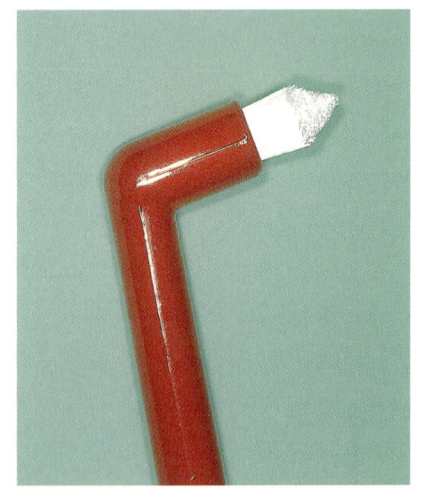

図5　プラウトS（オーラル ケア）。下顎舌側、上顎口蓋側などの歯ブラシが到達しにくい部位に使用。

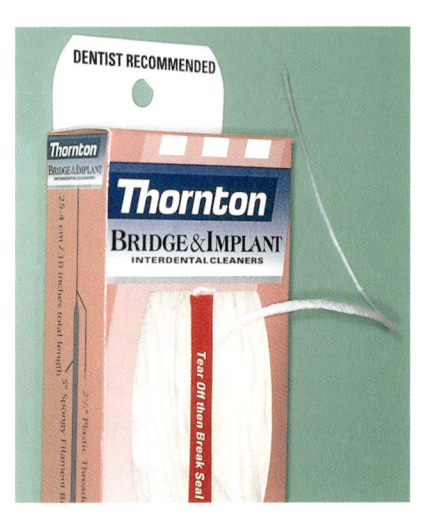

図6　スーパーフロス インプラント・ブリッジ用（Thornton）。空隙の長いポンティック部や、延長ポンティック基底面の清掃に使用。

● Ⅱ　機械的コントロールから

7-② インプラントに用いる清掃用具の使い方と指導のポイント

1. インプラントの清掃で必要なこと

　天然歯と比べ、オッセオインテグレイションタイプのインプラント（骨結合型インプラント）は、長年の臨床応用からも実証されるように、プラークや歯石の沈着だけが原因で周囲組織の炎症をおこすことは少ないと言われています。だからといって、インプラント周囲のプラークコントロールが必要ないということではありません。長期間ご自分の「歯」となり安定して使っていただくためには、毎日のメインテナンスはとても重要になります。

　近年、さまざまな工夫がなされ、当初は無理とされていた部位へのインプラントの応用も可能となり、上部構造も変化してきました。そのため、インプラント部へのプラークコントロールを行う際には、その上部構造の形態や、周囲軟組織の状態を把握したうえで適切な指導を行う必要があります。また、定期検診の徹底が重要であり、それを患者が理解できるよう十分な説明が必要です。

2. 基本的な使い方を知ろう

（1）部位と装置による用具の使い方

1）下顎前歯部舌側

　下顎前歯舌側部、特にアバットメント部および上部構造との段差の部分に、プラークや歯石が沈着します。シングルタフトブラシを用いたり、歯ブラシの柄の部分を加熱して曲げて角度を付けたものを使用すると清掃しやすくなります。

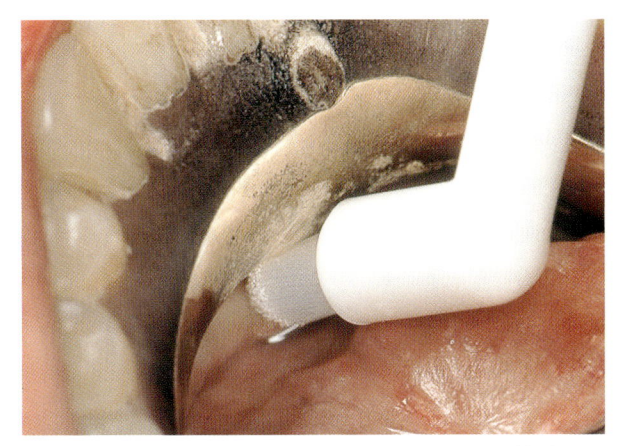

図1　アバットメント部に毛先を到達させる。上部構造との段差の部分にプラークが沈着しやすい。左右に首を振るように動かすとプラークが除去できる。

Ⅱ　機械的コントロールから

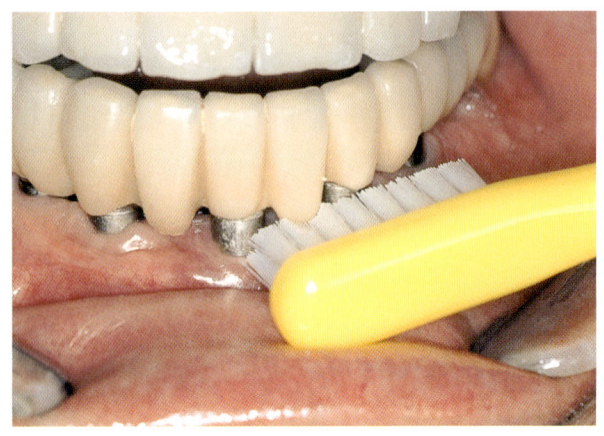

図2　人工歯や、歯冠表面だけでなく、アバットメント表面の清掃を忘れないようにする。

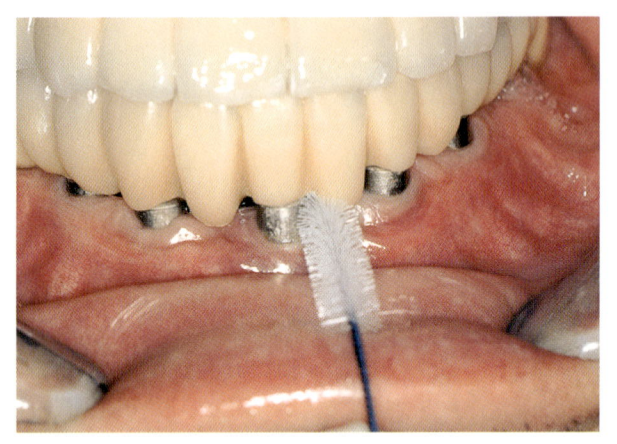

図3　一方向だけでなく、アバットメントの円柱形に沿わせて、方向を変えて使用する。

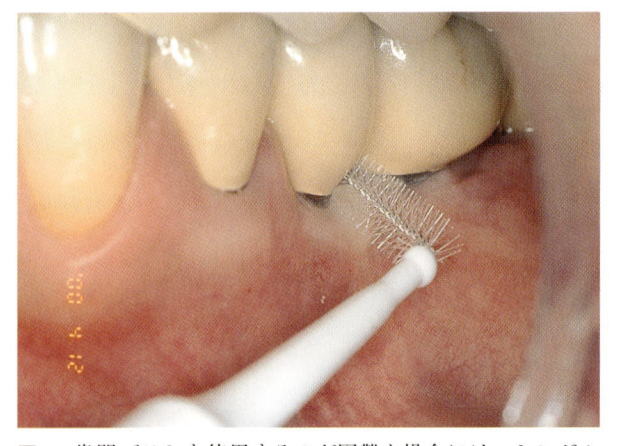

図4　歯間ブラシを使用するのが困難な場合には、シングルタフトブラシを代用する。

2）アバットメント

　唇頬側のブラッシングには、軟性の歯ブラシを用いて、あまり強いブラシ圧をかけずに、アバットメント表面や人工歯部分を清掃します（硬質ブラシを使用したり、強いブラシ圧で清掃した場合、インプラント周囲軟組織を傷つけてしまう恐れがあります）。ほんのわずかなペースト、あるいは洗口剤で湿らせた清掃用具を使うと有効です。

3）アバットメント周囲①

　歯間ブラシによるアバットメント周囲の清掃については、植毛が密でその部分が長く、表面を傷付けないようにワイヤーがプラスティックコーティングされているものが望ましいでしょう。円柱の形に沿うように方向を変えながら使用します。

4）アバットメント周囲②

　歯冠修復物により粘膜を貫通しているものでは、通常のブリッジと同じように、その歯間スペースにあったやや小さめのサイズの歯間ブラシを選択します。他の残存天然歯牙の部分と共用できれば、清掃用具を増やさずにすみます。

　なお、前歯修復症例については、過度の歯間ブラシの使用が、歯間乳頭の退縮をもたらして審美性を損なうこともありますので注意が必要です。

7-② インプラントに用いる清掃用具の使い方と指導のポイント

5）延長ポンティック基底面

延長ポンティック基底面の清掃には、インプラント・ブリッジ用スーパーフロスや、約5mm幅のガーゼを用います。それらを湿らせて、粘膜を傷つけないように、左右に動かしながら遠心部より近心側へ移動させます。

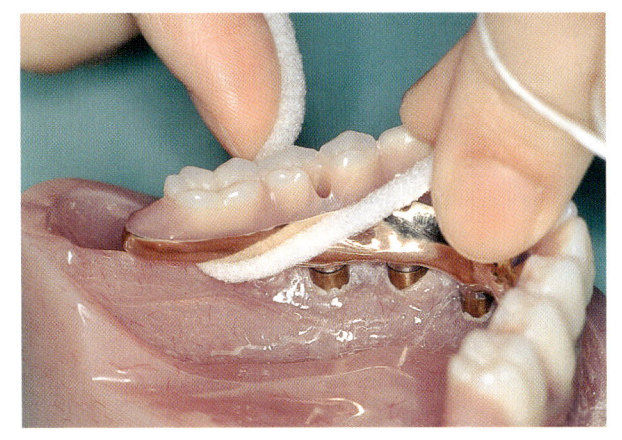

図5 乾燥したものを使用すると粘膜を傷つけてしまうことがあるので注意する。

6）下顎大臼歯部舌側歯頸部①

電動歯ブラシの誤った使用法により軟組織を損傷し炎症をきたした症例。

シングルタフトブラシでていねいなブラッシングを心がけることによりこのような炎症は避けることができる。

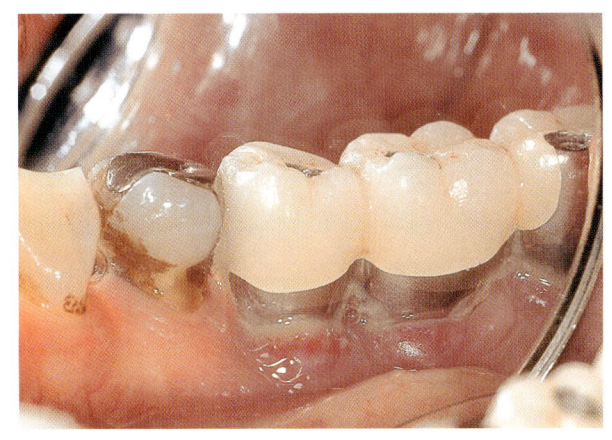

図6 電動歯ブラシの誤操作により炎症をきたした症例。

7）下顎大臼歯部舌側歯頸部②

下顎大臼歯部舌側歯頸の膨隆が強く、プラークが沈着しやすい症例において、歯ブラシが到達しにくい場合には、シングルタフトブラシが適しています。

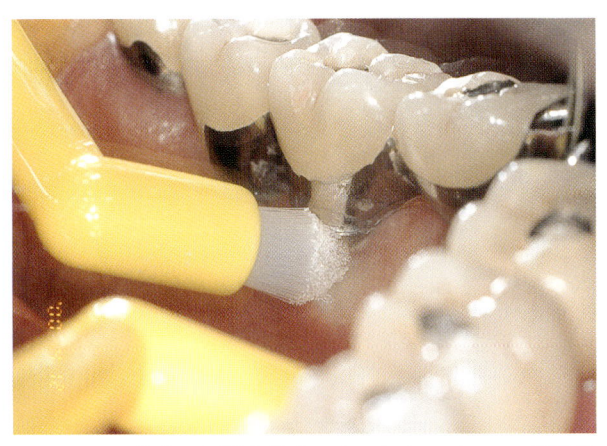

図7 ブラシ操作が困難な部位であるため、ブラシの誤操作や強すぎるブラシ圧で粘膜を傷つけないように注意する。

II 機械的コントロールから

3. 誤った使用についての注意点

　もし、インプラント部のプラークコントロールがうまくいかない場合、それが本当に患者側に問題があるのかどうか？　もしくは、それ以外に原因があるのかどうか？　もう一度確認してみてください。例えば、

- 埋入されている位置が適切でなく、アバットメントが遊離歯肉を貫いてしまい炎症をおこしやすいのではないか？
- 埋入されているインプラントの位置が隣同士近接しすぎていて、清掃性が悪いのではないか？（図7-a、b）
- インプラント上部構造の形態や、適合性は良いのだろうか？
- 形態のために歯ブラシや歯間ブラシの到達性が悪くなっていないだろうか？
- 適合性が悪いために、接合している部品の内部に汚れが入りやすくなっていないかどうか？

　一方的にプラークコントロールができていないことを指摘する前に、もしこのような点があれば改善を行うか、もしくは「そういった状態なので、ブラッシングが難しい」といったことを、説明しておいたほうが患者の負担も軽くなると考えられます。

　また、過剰なブラッシングは、粘膜の炎症を惹起し、かえって周囲組織の封鎖能力を低下させ、深部へのプラーク、歯石の沈着をおこすことがあります。

　また、ウオーターピックの使用は水圧あるいはその角度によって、インプラントと歯肉の付着状態を壊したり、電動歯ブラシでは、種類により動きが強すぎたり、毛質が硬すぎたりして周囲軟組織に損傷を与える恐れもあります。インプラント部のプラークコントロールの場合、手用の歯ブラシによるものが安心です。

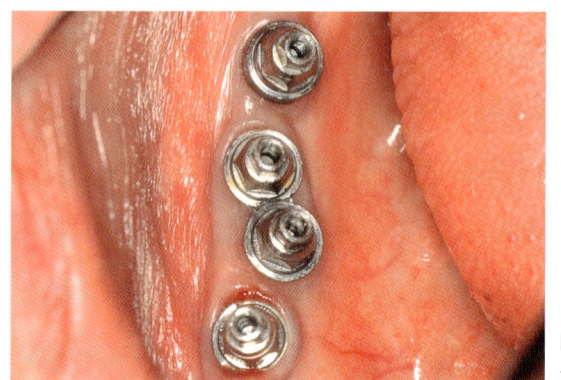

図7-a　フィクスチャー同士が近接して埋入されており、歯間ブラシ等の使用が困難な箇所。

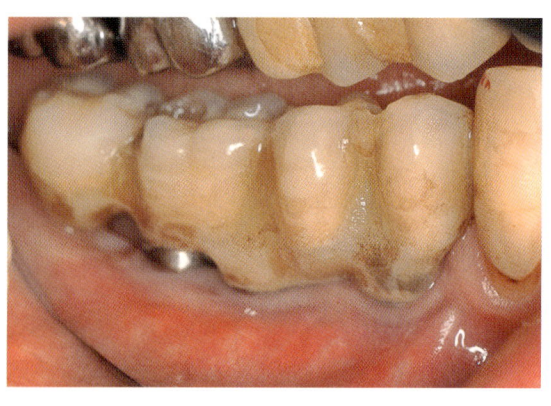

図7-b　放置すると歯肉に炎症が起きたり、疼痛を訴える。

● Ⅲ　化学的コントロールから

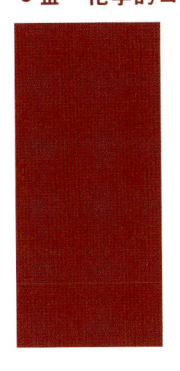

1-①　歯磨剤の種類と選び方

1．知っておきたい基礎知識

歯磨剤に対する基本的な考え方

　歯磨剤は、歯口清掃の補助と歯科疾患の予防のために歯ブラシとともに用いられる保健剤であり、日本人のほとんどが利用しています。ところが、明確な目的を持って歯磨剤を選んでいる人は意外に少ないようです。いろいろなものが市販されていますので、口腔状況にあったものを選択するように指導しましょう。

（1）剤型による違い

　昭和40年頃までは粉末のものが主流でしたが、現在はほとんどが練り状です。詳しくは表1の6種類であり、その中でも液体歯磨剤が増加傾向にあります。どの剤型が優れているということはないので、それぞれの特徴と使い心地（感触）で選択すればよいでしょう。ただし、口の中での成分の広がりやすさは、液体、フォーム状、液状、ソフト状が高いといえます。また、研磨剤が配合されていなかったり、研磨性の低い研磨剤が配合されているものを使用していると、歯に色素沈着を起こすことがあります。

（2）成分による違い

　歯磨剤の成分には基本成分と薬用（薬効）成分があります。基本成分には研磨剤、湿潤剤、結合剤、発泡剤、香味剤などがあり、これらの成分だけから

表1　歯磨剤の剤型と特徴

剤　型	特　徴
ペースト（練り）状	・一般的な練り状のものだけでなく、ゲル状のものやソフト状もある。 ・研磨剤や発泡剤がごく少量しか配合されていないものや、まったく配合されていないものもある。
液体	・歯ブラシにのせられないので、歯磨剤を口に含んでから磨いたり、歯磨剤で洗口してから磨く。研磨剤は配合されていない。
フォーム（泡）状	・泡状なので歯ブラシにのせて磨く。研磨剤は配合されていない。
液状	・液体より粘性があり、歯ブラシにのせて磨くことができる。
粉製	・研磨剤の配合比が高い。
潤製	・練り状と粉製の中間のものである。

●化粧品歯磨剤●
基本成分のみ

●医薬部外品歯磨剤●
基本成分＋薬用成分

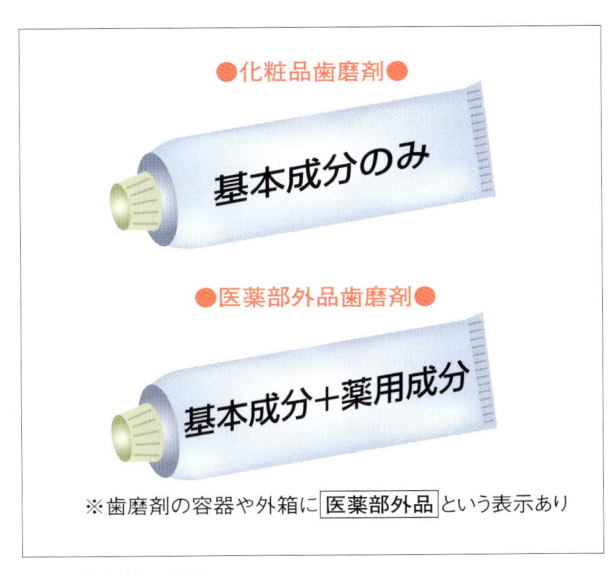

※歯磨剤の容器や外箱に 医薬部外品 という表示あり

図1　歯磨剤の分類。

115

III 化学的コントロールから

表2 代表的な基本成分の働き

研磨剤	発泡剤
プラークや着色性の沈着物を除去しやすくしそれらの再付着を防止する。	歯磨剤成分を口の中に拡散させるとともに、プラークなどの汚れの付着力を弱め、効果的に除去できるようにする。

表3 代表的な薬用成分一覧

薬用成分の機能	成分名
う蝕予防	フッ化ナトリウム、モノフルオロリン酸ナトリウムなど
歯肉炎予防	塩化セチルピリジニウム、塩化ベンゼトニウム、トリクロサンなど
歯周炎予防	グリチルリチン酸、トラネキサム酸、ビタミンE、塩化ナトリウムなど
口臭防止	トリクロサン、銅クロロフィリンナトリウムなど
知覚過敏予防	乳酸アルミニウム、硝酸カリウムなど
タバコのヤニ除去	ポリエチレングリコールなど
歯石の沈着予防	ピロリン酸ナトリウム、ポリリン酸ナトリウム
プラークの分解	デキストラナーゼ

注）歯周病という用語は、歯肉炎と歯周炎の総称として使われています。

できているものを「化粧品歯磨剤」に分類します。薬用成分とは、う蝕、歯肉炎、歯周炎、口臭などの歯科疾患を予防するための成分であり、基本成分にこれが加えられると「医薬部外品歯磨剤」に分類されます（図1）。現在では、日本で売られている歯磨剤の90％が医薬部外品です。医薬部外品とは、医薬品と化粧品の中間的な存在であり、医薬品ほど強力な作用はないにしても、化粧品より薬効が期待できるものです。

（3）研磨剤や発泡剤の正しい理解

歯磨剤の研磨剤や発泡剤は、それぞれの目的があって配合されているので、それらの価値を上手に利用するほうが得策です。しかし、どうしても嫌だという方には、これらの成分が配合されていない歯磨剤もあります。ただし、表2のような効果は期待できませんので、歯垢や着色性の沈着物、油分の除去が不十分となり、歯磨き時間を長くしても歯が黒ずんできます。現代の歯磨剤に使用されている研磨剤の研磨性は低く抑えられています。したがって、それを使用することによって歯が極端に削れることはありません。また、発泡剤による泡立ちのために途中で歯磨きをやめてしまうことについては、そのようなことがないように指導して実行してもらえば解決できることです。

歯磨剤を使うとどうしても磨きづらいという方には、最初にプラークを十分に落とすように水だけで磨いてから、歯磨剤をつけて薬効を期待した2度目磨きをする方法（ダブルブラッシング法）をお勧めし

ます（詳しくはP.119参照）。

（4）薬用成分の選び方

表3に代表的な薬用成分を示しました。フッ化物配合のものは、自分の歯が残っているすべての方に使っていただきたいほど効果の高いものです。う蝕リスクが高い年齢の子どもはもちろん、歯間部や歯頸部にう蝕が発生する成人にとっても利用価値は絶大です。現在では歯科医院で売られている歯磨剤のほとんどすべてと、スーパーや薬店で一般に売られているものの70％以上の歯磨剤にフッ化物が配合されています。歯磨剤の選択は、フッ化物が配合されていることを基本とし、その他は口腔状況にあった薬用成分の配合されたものを選びます。基本的には、子どもならフッ素入り、思春期の年齢ならフッ素入りに加えて歯肉炎予防、成人ならフッ素に加えて歯周病予防、口臭予防、知覚過敏予防などの薬用成分が配合されたものを選ぶようにします。

薬用成分の配合されている医薬部外品歯磨剤であれば、必ずその旨の表示があり（図1）、容器や外箱の成分表示に配合してある薬用成分名が必ず記載されています。表3を参考に、使用中の歯磨剤の薬効を確かめることができます。また、宣伝文句だけでは推測できないような成分が配合されているものもあります。

● Ⅲ　化学的コントロールから

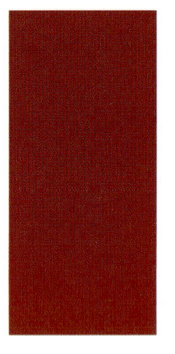

1-② 歯磨剤の使い方と指導のポイント

1. 基本的な使い方を知ろう

歯磨剤の使用に対する基本的な考え方

　特別な使い方をする場合を除いて、歯磨剤の使用を開始するには、歯磨剤を歯ブラシにつけて磨いている間に飲み込んだり食べてしまったりすることがなく、かつ終了後に水での口すすぎができることが条件になります。このようなことができる年齢になれば、歯磨剤を併用するように勧めます。歯磨剤の種類については、前述したように口腔状況や個人の嗜好に合った成分が配合されているものを選択してあげましょう。ここでは、その際の使用方法に関する指導のポイントについて説明します。

（1）初めて歯磨剤を使用する場合

　歯磨剤を初めて使用する年齢は3〜4歳になるかと思いますが、導入時は子ども向けでマイルドな味の製品を勧める方がよいでしょう。当然のことですが、乳歯う蝕予防という観点からフッ化物配合歯磨剤を選択します。ただし、寝かせ磨きの場合は、歯磨き中に歯磨剤を飲み込む可能性があるので、そのときはダブルブラッシング法を指導します（詳しくは後述）。また、フォーム状の歯磨剤はフッ素の分散性と保持が非常に高いため、少量の歯磨剤であっても、短時間で効果が発揮されます。そのため、小児への使用に適しているといえます。

（2）研磨剤や発泡剤の機能を利用したい場合

　一般的な練り状の歯磨剤製品のほとんどに研磨剤や発泡剤が配合されており、歯ブラシにつけてブラッシングするだけで前述した機能が発揮されます。ただし、歯磨剤が少量すぎると効果が低くなるので、歯ブラシヘッドの長さに対して半分程度は付けるようにします。

　研磨剤や発泡剤の機能は歯磨きをしている間に発揮されるので、歯磨き終了後に多数回洗口しても効果に変わりはありません。しかし、薬用成分が配合されていて、その機能も期待したいという場合は、多すぎる洗口は薬用成分濃度の低下につながりますので指導が必要です（詳しくは後述）。

　また、研磨剤の配合されていない歯磨剤を使用している方で色素沈着が気になるようであれば、時折（1週間に数回程度）、一般的な研磨剤配合の練り状歯磨剤を使用して色素除去を行うことを勧めます。

（3）薬用成分の機能を期待する場合の歯磨剤量と洗口方法

　歯磨き中にも薬用成分の機能は発揮されますが、歯磨き終了後に口腔内にどれくらい保持されるかによって効果の程度が左右します。例えば、フッ化物配合歯磨剤は口腔粘膜上の唾液性フィルム内、歯面上、除去しきれなかったプラーク中に保持され、その後の再石灰化能力に大きく関わってきます。実験

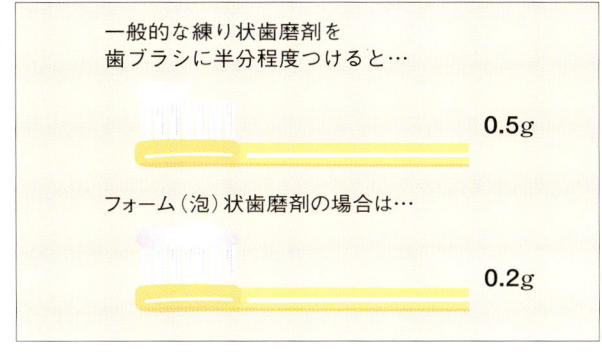

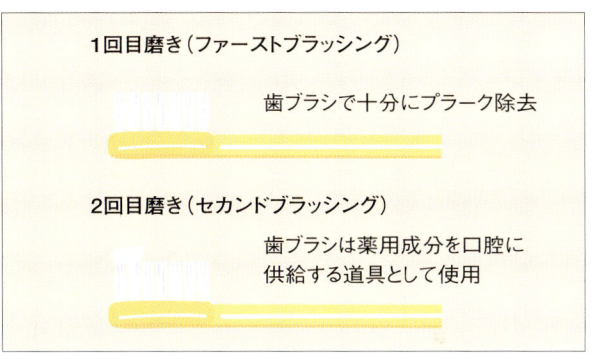

1-② 歯磨剤の使い方と指導のポイント

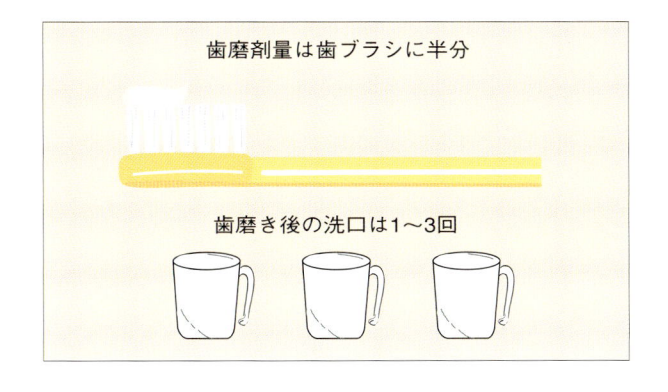

図1 歯磨剤量と歯磨き後の洗口。
図2 剤型による歯磨剤量の違い。
図3 ダブルブラッシング法。

によれば、成人が練り状のフッ化物配合歯磨剤を使用する場合は、0.5g（歯ブラシに半分程度）以上取り、終了後は25ccの水で4秒間程度の洗口を3回以内にとどめることが再石灰化能の促進にとって有効であることがわかっています（図1）。就寝前にこのような方法でフッ化物配合歯磨剤を利用すれば、翌朝の起床まで再石灰化に有効なフッ素が保持されます。つまり、唾液分泌が少なく、う蝕発生の危険の高い就寝中のう蝕予防が達成されるわけです。子どもの場合は、さらに少量の歯磨剤でよいのですが、年齢にあった大きさの歯ブラシヘッドの半分程度以上を目安に歯磨剤を取り、洗口は水量を適宜減らすものの、回数は成人と同様で行います。また、フォーム状フッ化物配合歯磨剤は、さらに半分程度まで歯磨剤量を減らすことが可能です。ただし、ほとんどが空気ですから、歯ブラシヘッドに対して盛り上がるように取ると、一般的な練り状の半分程度の量になります（図2）。

（4）薬用成分の機能を期待する場合のダブルブラッシング法

薬用成分の機能は期待したいが、研磨剤や発泡剤は苦手という方や、年齢的あるいは障害などのために歯磨き終了後の洗口が十分に行えない方には、ダブルブラッシング法を勧めます。最初の1回目磨きは、歯ブラシだけ（水をつけてもかまわない）でプラーク除去を目的に磨きます。小さな子どもの寝かせ磨きをしているときも同じです。次に、薬用成分の配合された歯磨剤をつけて2回目磨きをします。すでにプラーク除去のための歯磨きは終了しているので、ゴシゴシというよりは歯面全体に歯磨剤をのばすようにします。その後は洗口して終了です（図3）。年齢的あるいは障害などのため、洗口動作が不十分であれば、2回目磨きにフッ化物配合のフォーム状歯磨剤や種々の薬用成分が配合された洗口剤（詳しくは後述）の利用を勧めることもあります。これらの製品は、使用量が少なく研磨剤が配合されていないため、2回目磨き後の洗口をそれほど必要としません。

119

● Ⅲ　化学的コントロールから

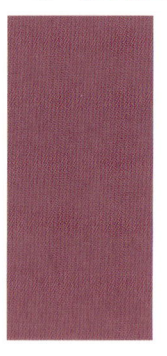

2-①　洗口剤の種類と選び方

1．知っておきたい基礎知識

洗口剤に対する基本的な考え方

　我が国で洗口剤が市販されてから30年以上経ちますが、清潔志向と美容意識の高まりのためか、1990年代から急速に消費が増加し、平成11年上半期（1～6月）の歯磨剤と洗口剤の出荷金額の合計に占める割合は7.4％に達しました。また、前年の同時期に比較して練り状歯磨剤は減少しているのに、洗口剤と液体歯磨剤の出荷金額は増加しています。

　一般的な歯磨剤は、歯ブラシによって口腔内に適用されるものですが、洗口剤は口に含んで洗口して吐き出すだけです。ところが、剤型が液体の歯磨剤（液体歯磨剤）を「デンタルリンス」と呼んだり、洗口剤（マウスウオッシュ）を「水歯磨き（水ハミガキ）」と呼ぶこともありますので、明確に区別してください。液体歯磨剤は歯磨剤を口に含み、洗口して吐き出してから歯ブラシでブラッシングします。一方、洗口剤は歯磨剤の代用品にはなりません。歯磨きのときは歯磨剤の使用を基本として、洗口剤はそれ以外のときに、その特徴を生かして利用するよう指導してください。

（1）洗口剤の分類

　洗口剤も歯磨剤と同様に薬事法の規制を受け、化粧品と医薬部外品に分類されます。平成11年上半期に医薬部外品の占める割合は40.5％でした。化粧品の洗口剤に認められている効能効果は表1に示す2つだけであり、7つの基本効能が認められている化粧品歯磨剤に比べるとかなり見劣りがします。それは、洗口剤には研磨剤が含まれていないため、歯ブラシとともに使用してプラーク除去を助けるという効果がないためです。医薬部外品の洗口剤には、2つの基本機能に加えて配合されている薬用成分の持つ効能効果が追加されます。

（2）洗口剤の一般的な含有成分と機能

　表2に洗口剤に含まれている成分を示しました。歯磨剤と異なる点は、研磨剤、発泡剤、粘結剤が配合されていないことです。それに対して、洗口剤には水に溶けにくい香味剤、保存剤や薬用成分を溶かし込むための溶剤として、エタノールを配合しているものが多くあります。これが洗口剤独特の刺激の元になっています。感覚には個人差があるので、エタノールの刺激を清涼感ととらえる人もいれば、強い刺激ととらえる人もいます。エタノールは、消毒という副次的な効果以外の効能はありませんので、刺激が嫌いな方には、エタノールを使用していない製品を勧めましょう。また、日本で作られている製品はエタノール含有量が比較的低いものが多いのですが、洗口直後の呼気に酒気帯び運転の基準値を超えるエタノールが検出されるものもあります。液体歯磨剤にもエタノールを配合しているものがあります。

　界面活性剤は、非イオン界面活性剤であるポリオキシエチレン硬化ヒマシ油が多く使われていますが、非イオン界面活性剤であるラウリル硫酸ナトリ

表1　洗口剤の効能効果

分類	効　能　・　効　果
化粧品の洗口剤	基本機能のみ ・口中の浄化と口臭を防ぐ
医薬部外品の洗口剤	基本機能＋各薬用成分による機能 ・口中の浄化と口臭を防ぐ＋う蝕の予防、歯垢沈着の予防、口臭の防止、口中を爽快にする、歯肉炎の予防、歯周炎の予防

表2　洗口剤の成分

分類	成分	使用濃度
水	精製水	70〜90%
溶剤	エタノール	0〜30%
湿潤剤	グリセリン、ソルビトール	5〜15%
界面活性剤（可溶化剤）	ポリオキシエチレン硬化ヒマシ油など	〜2.5%
香味剤	サッカリンナトリウム、ソルビトール、キシリトールなど	〜数%
保存剤	パラベン、安息香酸ナトリウムなど	〜1%
pH調整剤	リン酸塩、クエン酸塩	微量
着色剤	法定色素など	微量
薬用成分	殺菌：塩化セチルピリジニウム[A]、グルコン酸クロルヘキシジン[A,C,D]、塩化ベンゼトニウム[A,C]、トリクロサン[A,B]、 l-メントール[A,B]、チモール[A,B]、1,8-シネオール[A,B] 消炎：銅クロロフィリンナトリウム[B]、グリチルレチン酸ステアリル[A,B] 出血防止：トラネキサム酸[E] 血流改善：サリチル酸メチル[A]	適量

A：歯肉炎予防の成分、B：口臭防止の成分、C：う蝕予防の成分、D：歯周炎予防の成分、E：出血防止の成分

ウムが使用されているものもあります。この機能は口中の浄化ですが、香味剤などを溶かしやすくするという役割もあります。化粧品洗口剤の製品例を表3-aに示します。

（3）医薬部外品洗口剤の薬用成分と機能

医薬部外品には薬用成分（表2参照）が配合されており、成分によって機能に差があります。薬用成分の中では殺菌剤が多いのですが、これらは歯周病とう蝕の予防、および口臭防止の機能があります。実際には塩化セチルピリジニウム（CPC）やグルコン酸クロルヘキシジンを配合したものが多く、口腔細菌の抑制効果によるプラークの抑制、う蝕、歯肉炎、歯周炎の予防効果が認められています。医薬部外品洗口剤の製品例を表3-bに示します。

Ⅲ 化学的コントロールから

表3-a 洗口剤製品例　1）化粧品洗口剤

商品名	メーカー名	容量（希望小売価格）
キシリデント マウスコンディショナー	ライオン	350ml（680円）
ライオン グリーン水はみがき*		40ml（450円）
Ora² マウスウォッシュ	サンスター	80ml（200円） 350ml（450円） 650ml（720円）
資生堂オン・エアマウスウォッシュ	資生堂	80ml（200円） 350ml（500円） 550ml（760円）
シャクリーニューコンセプト　マウスウォッシュ*	日本ゼトック製造、日本シャクリー発売	40ml（1,250円）
モンダミン ペパーミント	アース製薬	80ml（200円） 380ml（480円） 700ml（840円） 1080ml（1,000円）
モンダミン ストロングミント		
モンダミン センシティブ		
モンダミン シナモン		380ml（480円）
資生堂オン・エアマウスウォッシュ	資生堂	80ml（200円） 350ml（500円） 550ml（760円）
生活良好マウスウォッシュ	スモカ歯磨	480ml（298円）
アクアフレッシュ マウスウォッシュ	スミスクライン・ビーチャム製薬	180ml（280円） 350ml（450円）

*ライオングリーン水はみがきとシャクリーニューコンセプトマウスウオッシュのみ希釈タイプ、他は原液タイプ

表3-b 洗口剤製品例　2）医薬部外品洗口剤

商品名	メーカー名	容量（希望小売価格）	薬用成分名
PCクリニカデンタルウォッシュ＆コート	ライオン	250ml（630円） 500ml（980円）	デキストラナーゼ
薬用ソルトミネラルマウスウォッシュ	サンスター	350ml（500円）	トラネキサム酸、塩化セチルピリジニウム
サンスター義歯の方にも使える洗口液		250ml（500円）	塩化セチルピリジニウム
クリアクリーン デンタルウォッシュ	花王	45ml（250円） 210ml（500円）	塩化ベンゼトニウム、ミリスチルリン酸
ラカルト*	エスエス製薬	30ml（980円） 60ml（1,800円）	グルコン酸クロルヘキシジン
ラブリック		180ml（420円） 360ml（760円）	グルコン酸クロルヘキシジン
リステリン	ワーナーランバート輸入発売	80ml（オープン価格） 250ml（オープン価格） 500ml（オープン価格） 1,000ml（オープン価格）	1-メントール・サリチル酸メチル、1,8-シネオール・チモール
クールミント リステリン			
フレッシュミント リステリン			

*ラカルトのみ希釈タイプ、他は原液タイプ

● Ⅲ　化学的プラークコントロールから

2-②　洗口剤の使い方と指導のポイント

1．基本的な使い方を知ろう

（1）洗口剤で洗口しても歯ブラシによる歯磨きは不可欠

　歯磨剤と違い、洗口剤には研磨剤が配合されていませんので、化粧品歯磨剤に認められている「プラーク除去」という効果はありません。さらに、それに伴う「歯石の沈着防止」、「歯を白くする」、「歯のヤニを取る」という効果もありません。ですから、歯磨剤を用いた歯磨きを基本に、洗口剤の効果を加味する使い方が勧められます。具体的には、歯磨き後や歯磨きと歯磨きの間、または外出前などに使用するよう指導します。

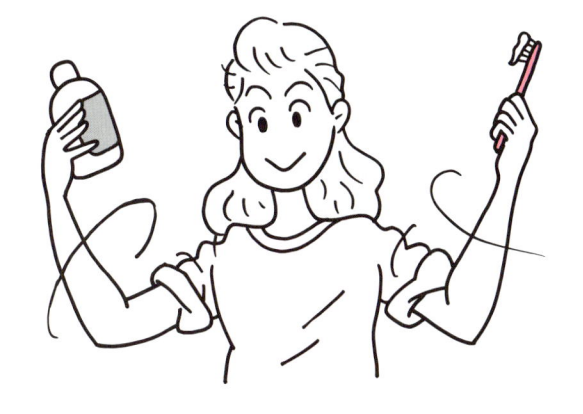

（2）洗口後に口すすぎをしない

　歯磨剤を使って歯磨きをした後は、通常口すすぎをして終了となります。ところが、洗口剤は10〜20mlを口に含み、20〜30秒間洗口後吐き出しますが、その後の口すすぎを行いません。

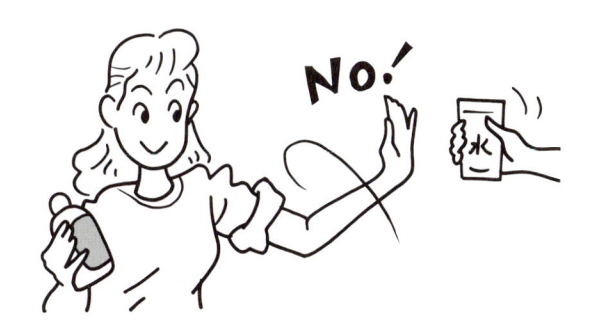

（3）水で薄めてから使用するものもある

　洗口剤には、ボトルに入った液体を水で薄めずに口に含んで洗口するもの（原液タイプ）と薄めてから洗口するもの（希釈タイプ）とがあります。希釈タイプの洗口剤は、容器が小さいのですぐにわかると思います。また刺激が強すぎると感じる人には、原液タイプであっても少し水で薄めて使用することを勧めている製品もあります。

III 化学的コントロールから

（4）可撤性の義歯を使用している場合

洗口剤で義歯が劣化するということはないので、装着したまま洗口して差し支えありません。ただし、義歯床と粘膜の間に洗口剤が残留して刺激が残る場合があるので、そのような場合は義歯を外してから洗口するよう指導します。

（5）子どもが洗口剤を使用する場合

洗口して吐き出すことができれば、洗口剤を使用して差し支えありませんが、成人ほどの必要性はないでしょう。エタノール配合のものは気分が悪くなる場合もあるので注意が必要です。洗口剤の量は成人の半分程度にします。

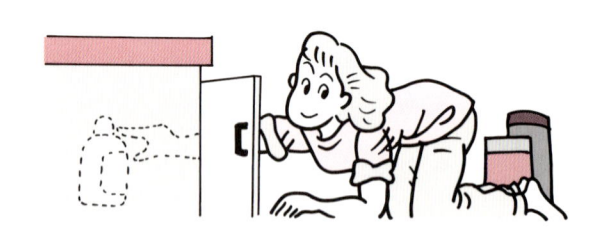

（6）使用期限について

歯磨剤と同様に3年間は保証つきです。高温の場所や直射日光を受ける状態でない限り、変質する心配はありません。

（7）口臭予防を期待する場合

化粧品の洗口剤にも「口臭防止」効果はありますが、これは洗口剤が口臭の原因を除去するわけではなく、単に洗口剤に配合されている香味剤が口腔粘膜や歯表面をカバーすることによる効果（マスキング効果）です。あくまでも口臭の原因に対する手段を実行しながら、歯磨きと歯磨きの間、または歯磨きができないときに洗口剤を利用するように指導してください。また、口臭防止の薬用成分が配合された医薬部外品洗口剤は、マスキング効果だけでなく薬効も期待できます。

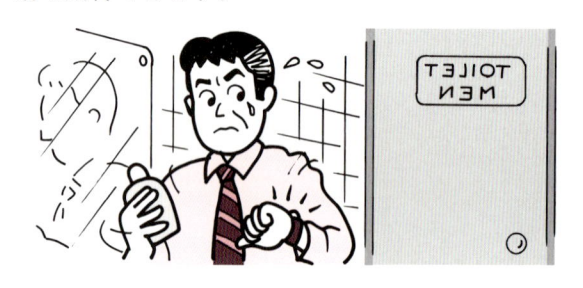

（8）歯肉のケアを期待する場合

医薬部外品の洗口剤は、配合成分によって歯肉炎・歯周炎の予防効果があります。プラーク除去を目的に歯磨きをして、歯磨きと歯磨きの間、または歯磨きができないときに洗口剤を利用します。単にブクブクと洗口するだけでも効果的ですが、歯周病菌の生息する歯周ポケットの中に、歯ブラシなどで洗口剤に含まれる殺菌剤（液体歯磨剤に含まれる殺菌剤でも同様の効果が得られます）を応用するという方法もあります。この場合は、歯周ポケット磨き用の歯ブラシ（毛先が極細のもの）に洗口剤を付けながら、歯周ポケット内部を磨くようにします。

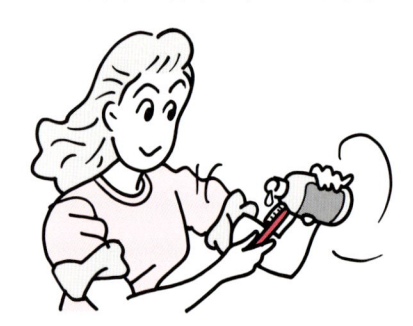

付録

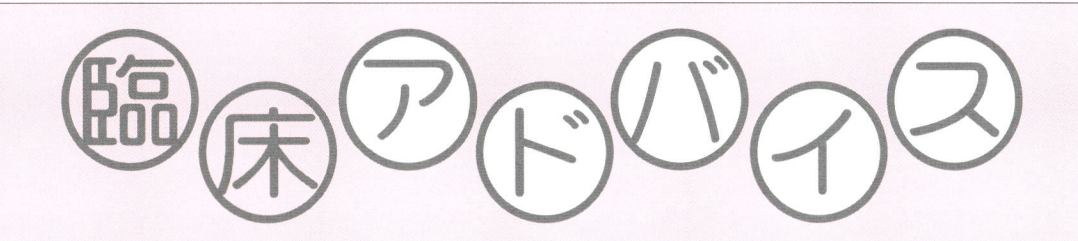

臨床アドバイス

1 歯磨き圧の違いによる歯ブラシの毛先の違い

200g前後の歯磨き圧で磨くことにより、歯ブラシが自然に歯肉の方へ傾き、歯と歯の間や歯と歯肉の境目のプラークが効率的に除去できます。

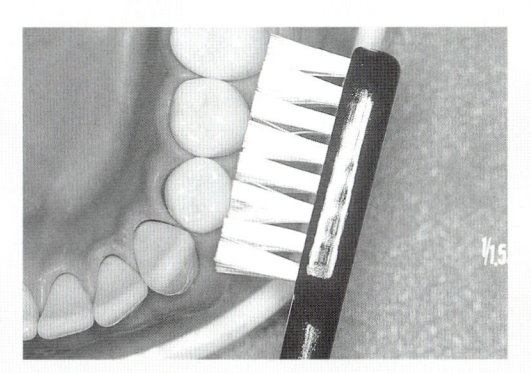

▲100gの力。

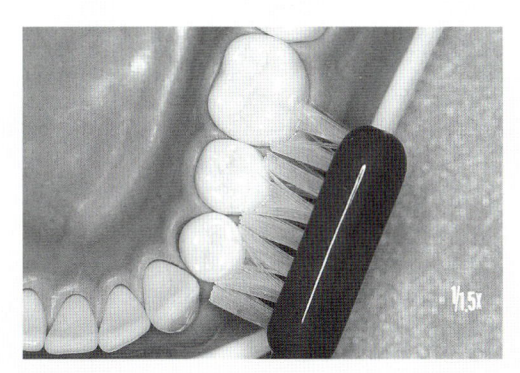

▲200gの力。

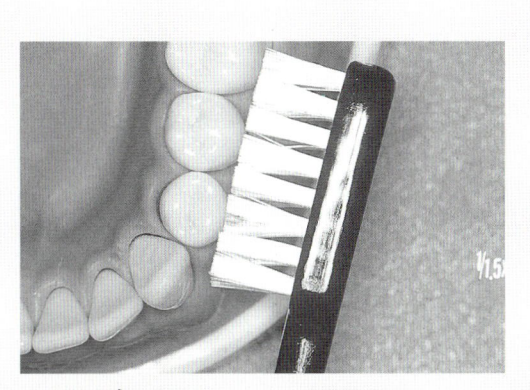

▲300gの力。

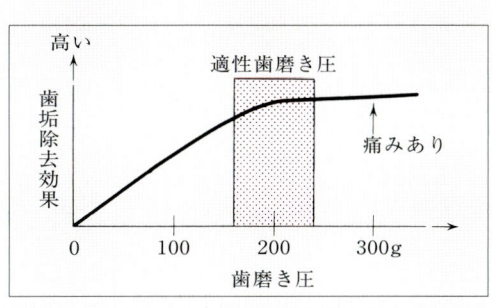

▲子どもを対象とした調査では、好ましい歯磨き圧は200gと推定された。歯磨き圧が高くなるほど清掃効果も高くなるが、300g以上になると歯肉に痛みを訴える子どもが多く、好ましい歯磨き圧とは言えないことがわかった（(財)ライオン歯科衛生研究所調査より）。

ふ・ろ・く

2 こんなときどうする？　よくある質問
「うちの子、歯磨きを嫌がって、磨かせてくれないんです」

　今まで素直に保護者磨きができていたのに急に嫌がることは、子どもの成長過程としてよくあることです。こんな時、押しつけて強い力で磨くと痛い思いをして、歯磨き嫌いになることがあります。なるべく歯磨きが気持ち良いこと、楽しいことを印象づけるようにしましょう。さらに歯磨きが生活の一部であって、「やらなくてはならないこと」という認識ができてくれば、嫌だという気持ちがあっても抵抗しなくなります。このような意味でも、乳歯が生えてきたら磨いてあげる習慣が重要です。また、自分だけがされているのではないことをわからせるために、兄弟を磨いてあげている姿やビデオで磨いてあげている姿を見せることも効果的です。また、嫌々、歯磨きをしても、「よくがんばったね！」と褒めることが次につなげる意味でも大切です。

＜歯磨きイヤイヤからの脱出、成功例＞
- 歯ブラシのハンドルのカラーやキャラクターを一緒に楽しく選ぶ。
- 歯磨きの絵本やビデオを見せる。
- 手鏡で口の中を見せながら磨く。
- お気に入りのぬいぐるみやキャラクターを磨いて見せる。
- 歯磨きができたら、歯磨きカレンダーなどにシールを貼る。
- 歯医者さんごっこをしながら磨く。
- 「あいうえお」の練習をしながら磨く。
- 歌を歌ったり、楽しいお話や子どもが興味のあるお話をしながら磨く。
- 各自、磨いた後、お互いに磨きあいをする。
- 寝かせて磨いて嫌がった場合に、立って磨くと嫌がらないこともある。

3 こんなときどうする？　よくある質問
「うちの子、歯ブラシを噛んでしまい、すぐに開いてしまうんです」

　歯ブラシを持って遊んでいるうちに噛んでしまうことは、よくあることです。歯ブラシに興味を持ち習慣化していく過程としてとらえることが大切です。この場合、子ども用と仕上げ磨き用と分けて準備したほうが経済的です。保護者が磨いてあげる歯ブラシが開いていると、歯肉を傷つけたり、清掃効果が減少してしまいます。1ヵ月に1本の割合で取り替えましょう。

　さらに、仕上げ磨き用の歯ブラシは、柄を長くして保護者の方が持ちやすく小さな口の中でも観察しながら磨きやすいように設計されています。逆に、子ども用は、子どもが持ちやすいように、ハンドルが太く設計されています。このような意味でも、分けて使用することが効果的です。

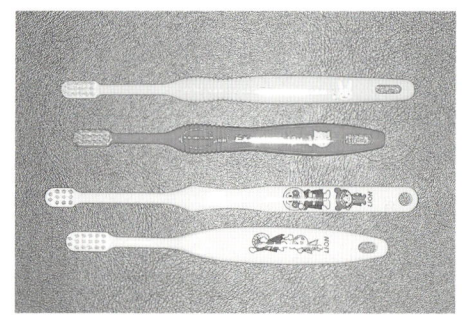

▲子ども用と仕上げ磨き用歯ブラシ。

4　家庭での歯ブラシ

①歯ブラシからホームケアの実行度が見えてくる

　例えば、2週間後のリコール時に歯ブラシが新品であれば、あまり磨いていないか、違う歯ブラシを使って磨いていたことになります。

②開いていなくても使用しているかを見分けるポイント
- 毛先の透明感がなくなり、白くなっている
- 腰がなくなってきている

③歯ブラシの取り替え時期

　最近の歯ブラシはナイロン毛などの品質の改良により、開きにくくなってきています。「後ろから見て開いているのがわかったら取り替えましょう」では、毛の腰がなくなりすぎて、プラーク除去率が悪くなります。かといって、「腰がなくなったら取り替えましょう」は患者さんにはわかりにくいため、「1ヵ月に一度は取り替えましょう」が良いようです。

④歯ブラシ消毒の注意

　通常個人が使用するものですから、特別な消毒は必要はありません。たとえ「表示」に「耐熱温度100度」という表示があっても、「家庭用品品質表示」では、100度に3分間浸して取り出した時に問題がないという意味であり、煮沸消毒を15〜20分行ってもハンドルが変質したり、ひびが入らないという意味ではありません。さらに、薬液による消毒もハンドルの変質やひびの原因となるため、原則として避けるべきです。

5　家庭での染め出しQ&A

①染め出し剤は安全なもの？

　染め出し剤に使われる色素はフロキシンB（赤色104号）、中性紅、サンセットイエロー（食用黄色5号）、ブリリアレトブルー（食用青色1号）などがあります。この中で、一番多く使われているフロキシンB（赤色104号）は「食品添加物公定書」に収載されていて、農水産加工食品や菓子などに広く使用されています。また、米国でも「永久許可リスト」に収載され、食品、医薬品、化粧品などとして使用されており、為害性はありません。

②液体でプラークを染め出すには？
- 綿棒などに液をしみこませます。
- 軽くたたくようにして歯に塗布します（強くこするとプラークが取れてしまいます）
- 1〜2回、うがいをして余分な液を除去します（洗面所を汚さないよう、水を流しながら排水口の近くで吐き出します）

③染め出すタイミングは？
- プラークコントロールの前に染め出す（全体）
- プラークコントロールの直後に染め出す（全体）
- プラーク除去を行った後、確認のため染め出す（部分）

本当にプラークが除去できたか確認できます。

④染め出し液が服に付いてしまったら

　木綿やポリエステルなどの衣服についたものは、すぐに水洗するか、洗剤と酸素系漂白剤を使って洗ってください。羊毛や絹、ナイロンの場合にはたんぱく質や同様の化学組成を有しているため、木綿などより落としにくいのが現状です。このため、家庭で使用する際は、誤って衣服や顔などにつけないよう、注意深く使用するように必ず伝えましょう。

ふ・ろ・く

6 歯間ブラシ　事前に患者さんへ伝えておきたい2項目

①出血について
- 歯間ブラシの使い始めは、出血することがあること
- 使用を継続することにより、炎症が治まるにつれ出血も治まること

これらのことを説明しておきましょう。

②保管方法と交換時期
- 保管方法は、歯ブラシと同様に水洗・乾燥し保管します。
- 取り替える目安は、毛がすり減ってきたら。古くなったブラシや針金の状態では歯や歯肉を傷つける凶器になってしまいます。

7 歯間ブラシ　質問に答えられる知識を持とう

①歯間ブラシを操作中にプラークが付いてしまったのですが、どうすればいいでしょうか？
→水洗しながら、順番に歯間部や歯周ポケット内のプラークを除去しましょう。

②もっと効果的に歯間清掃を行いたいと思うのですが…
→歯間ブラシに歯周病予防の液体リンスを付けながら行うと効果的です。また、根面う蝕が心配な方は、フッ化物配合の歯磨剤を付けて行うと効果的です。根面の磨耗が心配な方は、研磨剤が配合されていない泡タイプの歯磨剤を使用すると安心です。

8 デンタルフロスの使用を定着させるには

　フロッシングを指導し、定着させることは簡単ではありません。歯ブラシの使用が家庭において幼少期から習慣づけられているのに比べ、フロッシングを家庭で教えることは少ないからです。視認しやすい歯面の唇舌側面に比べ、歯間部隣接面の清掃に対する認識も低いといえます。デンタルフロスを効果的に使用し、習慣化するためには、必要性への深い理解とテクニックや時間が必要であり、適切なものを厳選し、患者さん自ら習慣的に使用できるまでモチベートすることが大切です。